高 等 学 校 教 材

Pharmacological Experiments and Basis of New Drug Evaluation

药理学实验与新药评价基础

于 昕 王 天 主编

傅风华 刘宗亮 主审

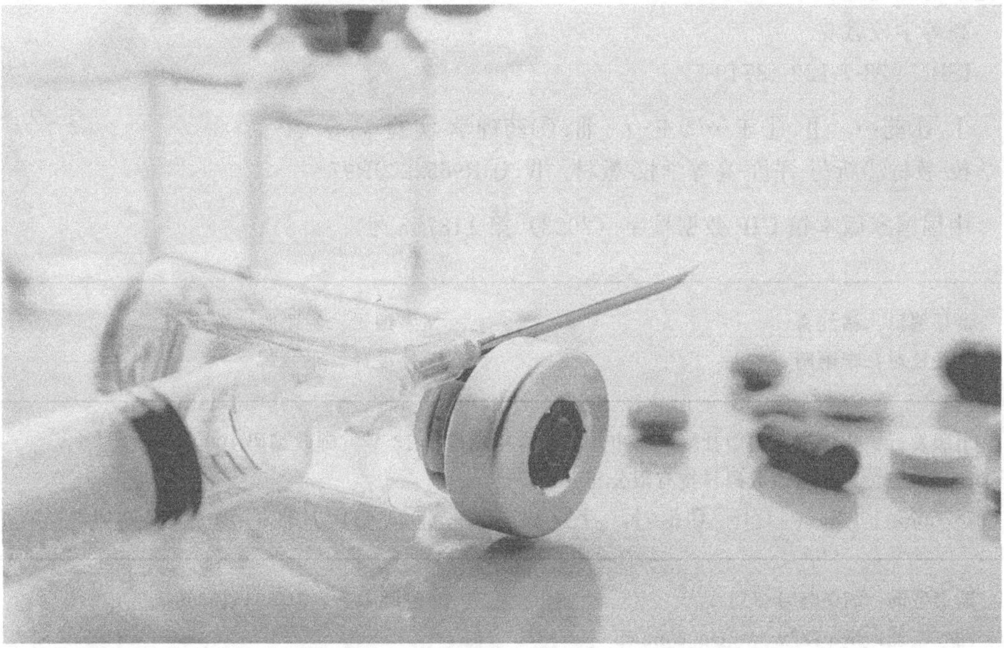

化学工业出版社

·北 京·

内容简介

《药理学实验与新药评价基础》以药理学基础理论、基本知识和基本实验技能为重点，设计了一系列实验项目，内容涵盖基础药理学实验和新药临床前药理学评价。其中基础药理学实验部分每个实验项目包括实验目的、实验原理、实验材料、实验方法和实验结果等内容；注意事项、思考题及附注等内容作为实验指导以引导学生关注实验关键步骤、思考与分析实验结果，培养学生的科学素养。新药临床前药理学评价部分对新药临床前药理学评价、药效学评价进行了概述，并进行了案例分析。本教材特别注重药理学基本实验技能的训练，并关注对学生举一反三能力的培养。

《药理学实验与新药评价基础》可作为高等院校药学、临床药理学、中药学、生物制药、药物制剂、制药工程等专业的本科实验教材，也可供对药学研究感兴趣的实验人员参考。

图书在版编目（CIP）数据

药理学实验与新药评价基础/于昕，王天主编. —北京：化学工业出版社，2023.9

高等学校教材

ISBN 978-7-122-43749-5

Ⅰ.①药… Ⅱ.①于…②王… Ⅲ.①药理学-实验-高等学校-教材②新药-评价-高等学校-教材 Ⅳ.①R965.2②R97

中国国家版本馆 CIP 数据核字（2023）第 118755 号

责任编辑：褚红喜　　文字编辑：王聪聪　陈小滔

责任校对：李雨晴　　装帧设计：张　辉

出版发行：化学工业出版社（北京市东城区青年湖南街 13 号　邮政编码 100011）

印　　装：天津盛通数码科技有限公司

787mm×1092mm　1/16　印张 7¼　字数 137 千字　2023 年 10 月北京第 1 版第 1 次印刷

购书咨询：010-64518888　　售后服务：010-64518899

网　　址：http://www.cip.com.cn

凡购买本书，如有缺损质量问题，本社销售中心负责调换。

定　　价：29.80 元

《药理学实验与新药评价基础》

编写组

主　编：于　昕　王　天

副主编：杜　源　殷齐坤

主　审：傅风华　刘宗亮

编　者（按姓氏笔画为序）：

于　昕　王　天　王云杰　王洪波　田京伟

杜　源　殷齐坤　韩　冰

前言

药理学是联系药学和医学的桥梁，具有很强的实践性，药理学实验教学是学生掌握药理学基本理论知识的重要手段。药理学实验既有助于学生将药理学理论与实践相结合，加深对理论知识的理解，又能够培养学生动手能力、实验技术和严谨的科研思维方式。另外，药理学实验的学习也是培养学生独立思考、分析和解决问题能力的必要过程。

本实验教材的编写以党的二十大报告关于广泛践行社会主义核心价值观，深化爱国主义、集体主义、社会主义教育，着力培养担当民族复兴大任的时代新人为精神内核，以提升学生社会责任感和人生使命感为指导思想，以实现立德树人为根本任务，结合烟台大学药学院药理学实验教学的经验，并参考了多个版本的药理学实验著作。本实验教材分为绪论、药理学实验的基本知识与技术、基础药理学实验、新药临床前药理学评价四章。全书既涵盖了药理学实验的基本知识，同时也注重药理学实验基本技能训练；既有基础药理学实验，也有新药临床前药理学评价相关内容；既有验证性实验，也含有综合性、设计性实验。每个实验项目都包括实验目的、实验原理、实验材料、实验方法，并对编入的每个实验给出了实验结果书写要求，且设计了实验思考题，以启发学生解决药理学科学问题。

限于我们对药学知识的了解程度，书中难免有不当之处，真诚希望广大读者批评指正。

编者

2023 年 4 月

目录

第一章 绪论

第二章 药理学实验的基本知识与技术

第三章 基础药理学实验

第四章　新药临床前药理学评价

附　录

参考书目

第一章
绪 论

第一节

药理学实验教学的基本要求

一、药理学实验课程的目的

药理学实验是药理学教学的重要组成部分。药理学实验的目的有：①通过实验课，使学生掌握药理学实验的基本操作技能和基本实验方法，了解获得药理学知识的科学途径；②验证药理学的基本理论，巩固和加强对理论知识的理解；③培养学生的科学思维方法和严谨的科学工作态度，以及观察、分析实验现象的能力。

二、药理学实验的要求

（1）实验前

实验课前，学生须做到：

① 认真阅读实验教材，熟悉实验目的、实验原理、实验方法及实验步骤。

② 熟悉实验中涉及实验动物的正确操作方法。

③ 熟悉实验中所使用的药物和试剂，及其在实验中的作用及意义。

（2）实验中

实验中，学生须做到：

① 按照实验教材的标准步骤进行操作。

② 认真观察实验现象，记录动物体征改变出现的时间、行为等，联系理论知识进行深入分析、讨论。

③ 节约实验材料。

（3）实验后

实验后，学生须做到：

① 整理原始记录，分析实验结果，完成实验报告。

② 整理并清洁实验器械，清洁实验室，将实验动物及药品放至指定地点。

第二节

药理学实验设计的基本原则

一、实验设计的基本要素

药理学实验设计的基本要素包括处理因素、受试对象和实验效应三部分。

1. 处理因素

处理因素可由研究者设置，这是药理学实验研究的特点之一，因此研究者应正确地设置处理因素。例如实验的处理因素是药物时，应选择适当的药物浓度、药物剂量等。

2. 受试对象

受试对象对实验结果有着极为重要的影响，例如研究课题不同时，对动物的要求也常不同，因此应根据实验内容选择恰当的实验动物。

3. 实验效应

实验效应包括实验指标的选择和实验指标的观察两部分。

① 实验指标的选择：选定的实验指标应当客观性强、灵敏度高、精确性好。

② 实验指标的观察：实验指标的观察需要真实客观。

二、实验设计的基本原则

1. 随机原则

随机是实验设计的重要原则之一，它是指针对实验研究中的研究对象（如动物），其在接受抓取、给药、抽样、分组处理时，应机会均等，不受实验人员主观意愿支配或其他因素干扰，以最大限度减小实验偏差。随机虽然能使每个实验对象在接受处理时都获得相等的机会，但不能保证主要因素在各组中分配均衡。因此，在资料整理时仍有必要综合分析，去除不均衡因素的影响。

笔记

2. 对照原则

没有对照就没有鉴别，对照是比较的基础，若要确定处理因素与实验效应的关系，没有对照就谈不上科学性。例如，对降压药的治疗效果进行研究时，没有空白对照就难以说明是否由其他因素导致了血压的变化；又如，观察某些与心理因素相关疾病的治疗效果时，若不设对照组，就无法分辨疾病的好转是药物治疗的效果还是心理调节的作用。对照的形式有多种，可根据研究目的和内容加以选择，常用的有以下几种：①阴性对照；②实验对照；③自身对照；④标准对照；⑤相互对照。

3. 重复原则

重复的目的是评估实验结果的重现率。重现率越高，实验结果的可信性就越好。当重现率高于95%时，可认定实验结果可靠。

三、实验设计的内容

实验设计的主要内容包括：

① 实验题目：应简练、明确。

② 引言：主要说明所研究内容的现状及其意义。

③ 实验材料：包括动物的品种、规格、数量和来源；药品的名称、规格、批号和来源；仪器的型号等。

④ 实验方法：应详细书写实验步骤，特别是动物分组、给药途径、给药剂量、观察指标及实验数据的计算处理。

⑤ 预期结果。

⑥ 预期结论。

第二章

药理学实验的基本知识与技术

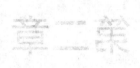

第一节

实验动物管理与使用指南

一、实验动物管理与使用规则

1959 年英国动物学家 William M. S. Russell 和微生物学家 Rex L. Burch 出版了《人道实验技术的原则》，其中提出了"3R 原则"，即 replacement（替代）、reduction（减少）、refinement（优化）。

替代（replacement）是指不使用动物，采用其他材料进行实验的方法，以达到某一确定的研究目的。

减少（reduction）是指如果某一研究方案中必须使用实验动物，同时又没有可靠的替代选择方法时，则应考虑把使用动物的数量降低到实现科研目的所必需的最小量。

优化（refinement）是指通过改善实验条件、精细选择实验手段、优化实验操作技术，尽量减少实验过程对动物机体的损伤，减轻动物遭受的痛苦和应激反应，使实验得出科学的结果。

1. 动物实验的重要性

动物实验是生物医学研究和教学的基本手段之一，生物医学的每次重大发现与进步都和动物实验息息相关。许多医学新知识的获得、医疗新方法的应用都得益于动物实验。当我们探索人类疾病的发病机制、寻求治疗途径时，往往要借助于动物实验。评价所研制生产的新药效果和安全性时，动物实验亦起到关键性的作用。总之，动物实验在保障人类健康及生物医学研究中起到了重要作用。

2. 动物保护

动物对生物医学做出了重大的贡献，所以实验人员应该爱惜实验动物。在进行实验过程中，动物饲养环节是至关重要的，需要确保设施环境的稳定性。根据实验动物的生理、生态和生活习性，必须给予足够的生活空间。此外，需

笔记

要保持温度的恒定，以及提供充足的光照、良好的通风换气和尽可能低的噪声。根据不同实验动物对于营养需求的不同，要给予营养充分的饲料和清洁的饮水。

3. 动物的选择

药理学实验常用动物作为实验对象。而实验动物种类繁多，各种动物又有其各自的生物学特性和解剖生理特征，不同的实验又有不同的实验目的和要求，所以选择适合的实验动物是非常重要的。如果选择得当，则可节约动物、人力和时间，以最小的代价获得可靠的实验结果。否则，不仅会造成浪费还会影响实验结果的准确性。常用实验动物的特点及选用如下：

（1）小鼠

小鼠性情温顺，嗅觉灵敏，视觉差，对环境反应敏感、适应性差，不耐饥饿。常用于测定药物的半数致死量（LD_{50}）、肿瘤学研究、镇咳药研究、免疫学研究等。

（2）大鼠

大鼠喜安静，夜间活跃，味觉差，嗅觉灵敏，汗腺不发达，仅爪垫上有汗腺，凭借尾和流唾液散热。大鼠无胆囊，无呕吐反应，心电图中无 ST 段。常用于药物毒理学研究、药效学评价、新药筛选研究、心血管疾病研究、行为学研究等。

（3）豚鼠

豚鼠头大耳圆，四肢短，无尾，性情温顺，胆小怕惊，对声音反应灵敏。其体内缺乏左旋葡萄糖内酯氧化酶，自身不能合成维生素 C，皮肤对药物刺激反应灵敏。常用于过敏试验研究、免疫学研究等。

（4）家兔

家兔听觉、嗅觉灵敏，胆小怕惊，对环境反应敏感，耐寒怕热，喜干燥怕潮湿。常用于发热研究、热原实验、免疫学研究、心血管疾病研究、眼科学研究等。

（5）狗

狗嗅觉、听觉灵敏，对环境适应能力较强，能耐热、耐冷，健康狗鼻尖湿润呈油状，皮肤汗腺极不发达。常用于心血管外科研究、脑外科研究、器官组织移植研究、基础医学研究、心律失常研究、急性心肌梗死研究、药物代谢动力学（简称药动学）研究、药物毒理学研究等。

二、实验动物的给药方法

1. 小鼠的给药途径和方法

（1）灌胃（i.g.）

左手固定小鼠，右手持灌胃针经口角插入口腔，与食管成一直线，再将灌胃针沿其上颚壁缓慢插入食管 2～3 cm，感受到食管的膈肌部位略有抵抗感即可。如动物安静，呼吸无异常，即可注入药液。一次灌胃药量 0.1～0.3 mL/10 g 体重（图 2-1）。

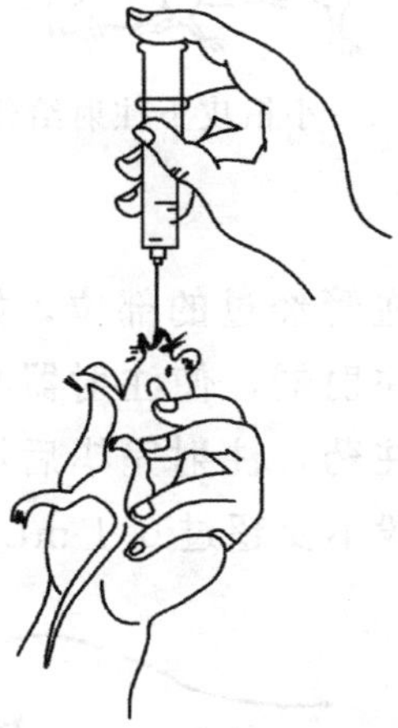

图 2-1　小鼠灌胃给药法

（2）腹腔注射（i.p.）

左手紧紧抓住小鼠颈部背侧，手掌成杯状紧握小鼠背，使得腹部皮肤伸展，同时用小指压住尾根，固定好动物。右手持注射器于下腹部腹中线稍偏左或偏右位置进针。针头刺入腹腔后可感觉抵抗力消失，回抽无肠液、尿液后，固定针头，缓缓注入药液。为避免刺破内脏，可将小鼠头部放低，使脏器移向横膈处。小鼠一次注射量为 0.1～0.2 mL/10 g 体重（图 2-2）。

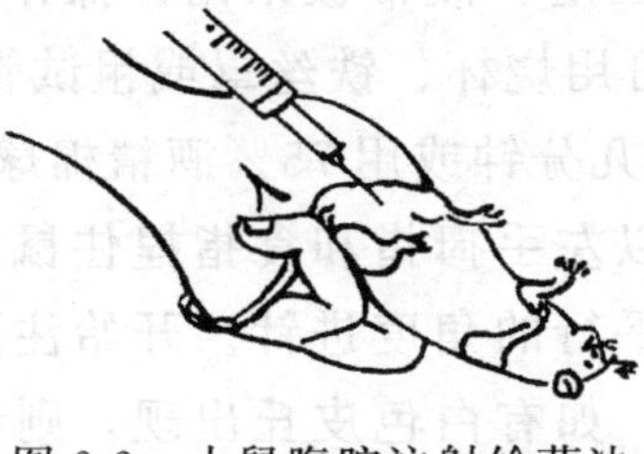

图 2-2　小鼠腹腔注射给药法

（3）皮下注射（s.c.）

一般选取头颈部皮肤或后肢外侧皮肤，用左手拇指与食指捏起小鼠背部皮肤，右手持注射器，针头斜面朝上与皮肤成 30°～45°角刺入帐篷状皮肤，刺入后针头轻轻左右摆动（易摆动说明已刺入皮下），再轻轻回抽，如无回血，可缓慢地将药物注入皮下（推药过程中能明显观察到注射部位鼓起一个小包，小包在一定时间内可消失）。注射完拔出针头后用无菌棉签压住进针部位片刻以免药物外漏。小鼠一次注射量为 0.1～0.3 mL/10 g 体重（图 2-3）。

笔记

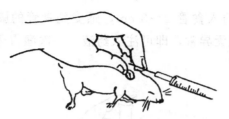

图 2-3　小鼠皮下注射给药法

(4) 肌内注射 (i. m.)

一般选用肌肉发达、无大血管经过的部位，如小鼠大腿外侧肌肉。注射时固定动物勿使其活动，右手持注射器，使注射器与肌肉成 60 度角刺入肌肉中，再轻轻回抽，如无回血，则可注药，注射完毕后用手轻轻按摩注射部位，帮助药液吸收。小鼠单次注射量一般不要超过 0.1 mL (图 2-4)。

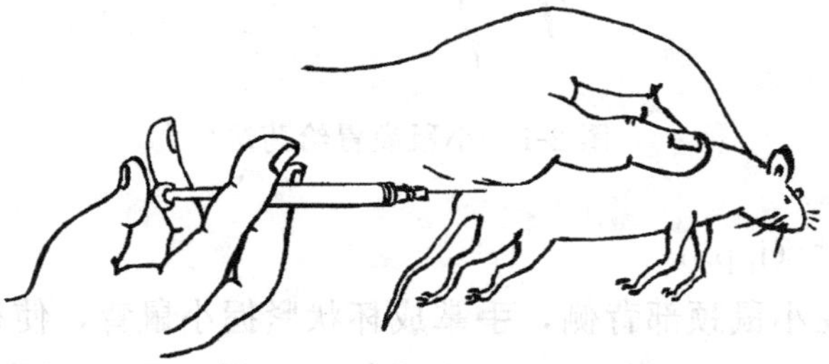

图 2-4　小鼠肌内注射给药法

(5) 静脉注射 (i. v.)

一般常采用尾静脉注射法。鼠尾静脉共有 3 根，左右两侧和背侧各 1 根，两侧尾静脉比较容易固定，故常被采用。操作时，先将动物固定在暴露尾部的固定器内 (固定器可用烧杯、铁丝罩或粗试管等代替)，除毛后置尾部于 45～50 ℃的温水中浸泡几分钟或用 75%酒精棉球反复擦拭使血管扩张，同时可使其表皮角质软化。以左手拇指和食指捏住鼠尾两侧，使静脉充盈，注射时针头尽量采取与尾部平行的角度进针。开始注药时宜少量缓注，如无阻力则表示针头已进入静脉；如有白色皮丘出现，则说明未穿刺入血管，应重新向尾部方向移动针头再次穿刺。注射完毕后把尾部向注射侧弯曲以止血。如需反复注射，应尽量从尾的末端开始。小鼠尾静脉注射量为 0.1～0.2 mL/10 g 体重 (图 2-5)。

2. 大鼠的给药途径和方法

(1) 灌胃 (i. g.)

左手固定大鼠，右手持灌胃器从大鼠口角插入口腔内，然后用灌胃器压其舌部，使口腔与食管成一直线，再将灌胃器沿上颚壁轻轻插入食管进入胃内。大鼠一次灌胃量为 1～2 mL/100 g 体重。

笔记

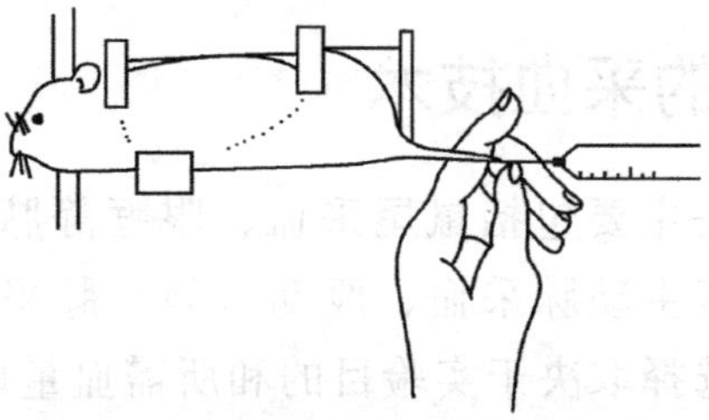

图 2-5　小鼠尾静脉注射给药法

(2) 腹腔注射 (i. p.)

注射方法同小鼠，单次注射量为 1～2 mL/100 g 体重。

(3) 皮下注射 (s. c.)

注射方法同小鼠，单次注射量为 0.3～0.5 mL/100 g 体重。

(4) 肌内注射 (i. m.)

注射方法同小鼠，单次注射量一般不超过 0.3 mL。

(5) 舌下静脉注射

大鼠舌下静脉粗大适合注射给药。注射时可将大鼠麻醉后背位固定，将其舌拉出，选取较粗大的静脉进针（切勿过深），轻轻推注，若无阻力，表明针在血管内。注射量为 1 mL/100 g 体重。

3. 兔的给药途径和方法

兔一般采用耳缘静脉注射。注射时，由助手固定好家兔，操作者将注射部位的毛除净并用酒精棉球涂擦，用左手拇指和中指固定家兔耳尖部，食指放在耳下垫起兔耳。右手持注射器，尽量从血管远心端刺入血管。注射时，针头先刺入皮下，沿皮下推进少许，而后刺入血管。针头刺入血管后再稍向前推进，轻轻推注，若无阻力、局部皮肤发白隆起等现象，即可注药，否则应退出针头重新穿刺（图 2-6）。

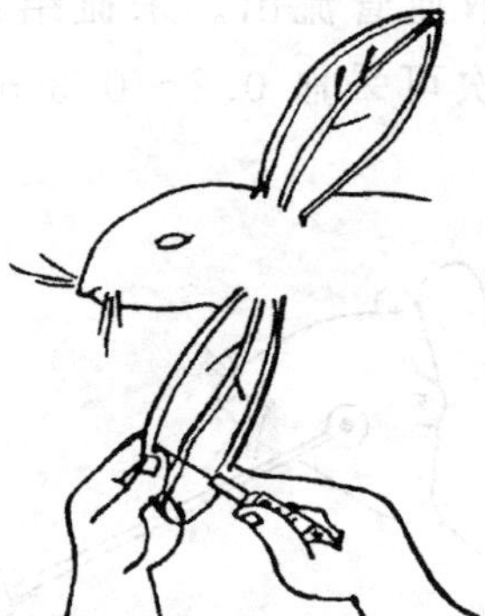

图 2-6　兔耳缘静脉注射给药法

笔记

三、实验动物的采血技术

实验动物的采血方法主要包括鼠尾采血、眼眶静脉丛采血、断头采血、心脏采血、颈动脉采血、腹主动脉采血、股动（静）脉采血、耳动（静）脉采血等，实验中采血方法的选择取决于实验目的和所需血量以及动物种类。

1. 大鼠、小鼠的采血方法

（1）尾部采血

需血量较少时，常用剪尾采血。将动物固定，露出尾巴，将尾巴置于45～50 ℃水中浸泡数分钟，也可用酒精反复擦拭使尾部血管扩张，消毒后，用无菌纱布擦干，将尾尖剪去约5 mm，从尾根向尾尖推挤，收集血液。小鼠每次可采血0.1 mL，大鼠可采血0.4 mL（图2-7）。

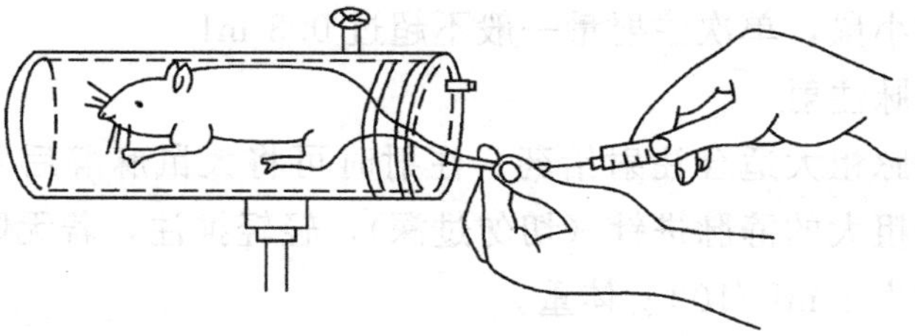

图2-7 尾部采血法

（2）眼眶后静脉丛采血

采血时，左手拇指及食指抓住大鼠或小鼠两耳之间的皮肤使鼠固定，并轻轻压迫颈部两侧以阻碍静脉血流。若其眼球外突，表明眼眶后静脉丛充血，右手持毛细玻璃管，将其尖端插入眼睑与眼球之间，轻轻向眼底方向刺入，小鼠刺入2～3 mm，大鼠刺入4～5 mm，当感到阻力时即停止刺入，旋转取血管以切开静脉丛，血液自取血管流出。采血结束后，拔出取血管，用消毒纱布轻压眼部片刻。小鼠一次可采血0.2～0.3 mL，大鼠一次可采血0.5～1.0 mL（图2-8）。

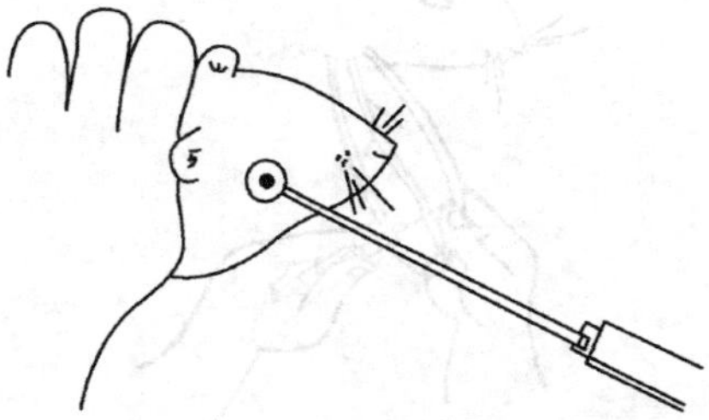

图2-8 眼眶后静脉丛采血法

笔记

(3) 大血管采血

实验动物麻醉后固定，分离暴露颈动（静）脉或腹主动脉，将注射器与大血管平行向近心端刺入，抽取所需血量即得，也可插入导管反复取血。

(4) 摘除眼球采血

此法常用于鼠类大量采血。采血时，用左手固定动物，压迫眼球，尽量使眼球突出，右手持眼科弯镊迅速夹住眼球根部，将眼球摘除，血液自眼眶内流出，即可收集血液。此法一般只适用于一次性采血。

2. 兔的采血方法

(1) 耳缘静脉采血

将兔固定，除去耳缘静脉局部被毛，用手指轻弹兔耳，使静脉扩张。消毒后持注射器自耳缘静脉末端平行于静脉向近心端刺入，固定针头，抽取血液。本方法是兔最常用的采血方法，一次可采血 5～10 mL（图 2-9）。

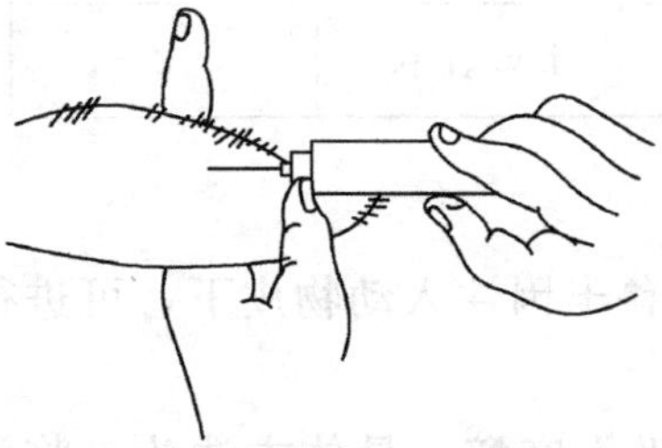

图 2-9　兔耳缘静脉采血法

(2) 耳中央动脉采血

兔耳中央有一根较粗的中央动脉，适合采取动脉血。采血时左手固定兔耳，右手持注射器自中央动脉末端平行于动脉向近心端刺入，回血后固定针头，抽取血液。由于兔耳中央动脉容易痉挛，故采血前必须使兔耳充分充血；采血动作要迅速，进针部位应选中央动脉末端；采血后应立即压迫止血，此法一次可采血 10～15 mL。

(3) 颈总动脉采血

当需要大量采血时，应选用颈总动脉采血方法。用 3% 戊巴比妥钠将兔麻醉，仰卧位固定，颈部剪毛后消毒，沿颈部正中线从甲状软骨处向下至靠近胸骨作一长 5～7 cm 切口。分离颈总动脉，结扎远心端，在近心端穿入一结扎线备用。用动脉夹在近心端阻断血流，在远心端结扎线与动脉夹之间用眼科剪刀做“V”形剪口，将动脉插管经切口处向心脏方向插入 1～2 cm，结扎近心端结扎线，缓慢松开动脉夹收集血液。

四、实验动物的麻醉

为了消除实验所致实验动物的疼痛和不适，确保实验顺利进行，往往需对

笔记

实验动物进行麻醉。常用实验动物麻醉药物用法用量见表 2-1。常见的麻醉方法如下：

表 2-1 常用实验动物麻醉药物的用法与用量

药 物	动 物	给药途径	药物浓度/%	剂量/(mg/kg)	维持时间/h
戊巴比妥钠	狗、猫、兔	i. v. 、i. p.	3	30	2～4
	大鼠	i. p.	3	45	1～2
乌拉坦	狗、兔	i. v. 、i. p.	20	1000	2～4
	鼠	i. p.	20	1000	2～4
氯醛糖	狗、猫	i. v. 、i. p.	2	80	5～6
	兔、大鼠	i. v. 、i. p.	2	80	5～6

1. 局部麻醉

常用 0.5%～1%的普鲁卡因注入动物皮下，可进行局部手术。

2. 吸入麻醉

小鼠、大鼠常用乙醚吸入麻醉。具体方法为：将浸有乙醚的脱脂棉铺于麻醉用的玻璃容器底部，将实验动物置于容器内，密闭容器即可。

3. 注射麻醉

注射麻醉包括静脉注射（i. v.）、腹腔注射（i. p.）、肌内注射（i. m.）等方法。

五、实验动物的安乐死

1. 断颈法

断颈法是指利用外力断开脊髓与脑髓，使得动物丧失意识而无痛苦死亡。断颈法常用于小鼠、大鼠、豚鼠等小型动物。小鼠断颈法的具体操作如下：将小鼠放置于笼盖上，右手抓住尾部，左手迅速按压住头颈部，右手稍向上抬起并用力拉，使其颈椎脱位。

2. 断头法

断头法通常需要使用断头器械快速切断其头部（延髓），使头颅与身体迅速分离。使用断头器的操作如下：一只手按住动物脊背，拇指放在右腋下部，同时夹住左前腿，再将颈部放于断头器并按下刀柄。

3. 吸入法

① 二氧化碳窒息：将动物放于密闭容器，容器内接入并释放二氧化碳直至

笔记

动物窒息死亡。

② 麻醉药物：将动物放入充满乙醚、异氟烷等麻醉药物的密闭容器，使动物吸入过量麻醉药物死亡。

4. 注射法

通过静脉注射麻醉药物，如戊巴比妥钠、乌拉坦等，致动物迅速死亡。

5. 空气栓塞法

通过耳缘静脉注射过量空气致动物迅速死亡。

第二节

药理学实验药品的基本知识

一、药量单位

固体药物常用质量表示，而液体药物常用体积表示。固体药物的质量以克(g)为基本单位，药量较少时亦可用毫克（mg）、微克（μg）为基本单位。液体药物的体积以毫升（mL）为基本单位，有时亦可用升（L）及微升（μL）为基本单位。

二、药物浓度

药物浓度是指一定量液体或固体制剂中所含主药的量，常用的表示方法有下列几种。

1. 百分浓度

百分浓度主要包括重量比体积百分浓度和体积比体积百分浓度两种。

（1）重量比体积百分浓度

重量比体积百分浓度即每 100 mL 溶液中含有溶质的质量（g），以符号%（g/mL）表示，适用于固体药物。如生理盐水（0.9% NaCl 溶液）是指 100 mL 溶液中含 0.9 g NaCl。

（2）体积比体积百分浓度

体积比体积百分浓度即每 100 mL 溶液中含有溶质的体积（mL），以符号%（mL/mL）表示，适用于液体药物。如 75%乙醇指 100 mL 溶液中含有无水乙醇 75 mL。

2. 比例浓度

用此方法表示稀溶液的浓度，如 1∶5000 高锰酸钾溶液是指 5000 mL 溶液中含高锰酸钾 1 g。

3. 物质的量浓度

物质的量浓度指 1 L 溶液中所含溶质的物质的量。如 0.1 mol/L 的 NaCl 溶液表示 1 L 溶液中含有 NaCl 0.1 mol。

三、实验动物用药量的确定及计算方法

动物实验所用药物剂量通常是按 mg/kg 计算，给药时需用已知药物浓度换算成相当于每单位体重（大鼠和豚鼠按 100 g 体重，小鼠按 10 g 体重）应该给予的药量。有时还需要根据药物剂量计算出合适的浓度。

① 由药物剂量、药物百分浓度或每千克体重给药体积进而计算出每只动物的给药体积。

例 2-1　小鼠体重 22 g，腹腔注射盐酸吗啡 10 mg/kg，药物浓度为 0.1%，应注射多少毫升盐酸吗啡?

解：计算方法如下：

药物浓度：0.1%＝0.1 g/100 mL＝100 mg/100 mL＝1 mg/mL

给药剂量：10 mg/kg÷1 mg/mL＝10 mL/kg

小鼠体重：22 g＝0.022 kg

10 mL/kg×0.022 kg＝0.22 mL

即应注射 0.22 mL 的盐酸吗啡。

② 由药物剂量和设定的给药体积计算配制的药物浓度。

例 2-2　大鼠腹腔注射给药剂量为 1 mL/100 g，欲给予盐酸吗啡 10 mg/kg，则应该配制盐酸吗啡的浓度是多少?

解：计算方法如下：

由每 100 g 体重给药 1 mL，得出每千克体重给药体积为 10 mL/kg。

现欲给予盐酸吗啡 10 mg/kg，那么盐酸吗啡的浓度为

10 mg/kg÷10 mL/kg＝1 mg/mL

即每 100 mL 溶液中含 0.1 g 盐酸吗啡，也就是应该配制 0.1% 盐酸吗啡。

四、动物之间用药剂量换算

药物在不同种属动物体内的血药浓度和作用与动物体表面积成平行关系，因此可用体表面积来进行人与动物及动物与动物之间的剂量换算。通常按不同动物等效剂量（mg/只）的折算系数（K）进行计算（表 2-2）。

例 2-3　药效学实验证明，盐酸吗啡对大鼠镇痛作用的有效剂量为 3 mg/kg，那么人的盐酸吗啡用量应为多少?

解：计算方法如下：

查表 2-2 知 200 g 大鼠与 70 kg 人的等效折算系数（K）为 0.018

笔记

大鼠的用药剂量为 3 mg/kg，则 200 g 大鼠的用药量为 0.6 mg

即人的用量为 0.6 mg÷0.018÷70 kg=0.48 mg/kg。

表 2-2 常用动物之间、人与动物间等效剂量（mg/只）的折算系数（*K*）（部分）

A种	B种				
	小鼠 20 g	大鼠 200 g	兔 1.5 kg	狗 12 kg	人 70 kg
小鼠 20 g	1.0	7.0	27.8	124.0	388.0
大鼠 200 g	0.14	1.0	3.9	17.8	56.0
兔 1.5 kg	0.04	0.25	1.0	4.5	14.2
狗 12 kg	0.008	0.06	0.22	1.0	3.1
人 70 kg	0.0025	0.018	0.07	0.32	1.0

第三章

基础药理学实验

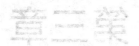

第一节

药理学总论实验

实验1　肝脏功能状态对药物作用的影响

一、实验目的

了解肝损害模型的制备方法，观察肝脏功能损伤对戊巴比妥钠作用的影响。

二、实验原理

四氯化碳是一种能够在肝脏蓄积并产生毒性的化合物，常用于建立肝损伤动物模型。肝脏是机体重要的代谢器官，肝细胞微粒体中存在药物代谢酶（如细胞色素P450），能够对药物进行代谢转化。因此，当肝脏功能受损时，药物代谢将减少，从而降低药物的清除速率，使药物的血浆半衰期延长。戊巴比妥钠为白色结晶性颗粒或粉末，具有镇静、催眠和麻醉作用，是临床常用的中效巴比妥类镇静催眠药，主要在肝脏内进行代谢失活，并从肾脏进行排泄。本实验利用四氯化碳构建小鼠肝损伤模型，并观察戊巴比妥钠在不同肝功能状态下药物效应的差异。

三、实验材料

1.实验动物：小鼠2只（体重18～22 g）。
2.实验器材：电子天平、注射器、镊子、组织剪、鼠笼。
3.实验药品：四氯化碳、0.3%戊巴比妥钠溶液、花生油。

笔记

四、实验方法

1. 1%四氯化碳油溶液的配制：取四氯化碳 1.0 mL 与 99 mL 花生油混合，即得。

2. 肝损伤模型鼠的制备：正式实验前 24 h 对小鼠进行称重编号，1 号小鼠腹腔注射花生油作为健康对照组，2 号小鼠腹腔注射 1%四氯化碳油溶液作为肝损伤组，给药剂量均为 0.1 mL/10 g。

3. 正式实验时，将 1、2 号小鼠称重，以 0.1 mL/10 g 的给药剂量腹腔注射 0.3%戊巴比妥钠溶液，记录并比较小鼠麻醉潜伏时间和持续时间（以翻正反射消失为指标），同时观察小鼠翻正反射及呼吸深浅和频率的变化。实验结束将小鼠断颈处死，取肝脏，比较两组动物肝脏外观的不同。

五、注意事项

1. 若实验温度在 20 ℃以下，应对麻醉小鼠采取保暖措施，否则动物会因体温下降、代谢减慢而不易苏醒。

2. 四氯化碳是一种肝脏毒物，易挥发，药品配制应在通风橱进行。注射操作时应避免与皮肤接触，若不慎接触，应立即脱去污染衣物，用肥皂水和清水彻底冲洗皮肤，随后就医。

3. 四氯化碳诱导的肝损伤小鼠应与健康组小鼠分笼饲养。

六、实验结果

观察小鼠翻正反射及呼吸深浅和频率的变化，记录并比较两组小鼠麻醉潜伏时间、麻醉持续时间及动物肝脏外观的不同，结果记录于表 3-1 中，并对实验结果进行讨论。

表 3-1 肝脏功能状态对药物作用的影响

编号	体重	药量	给药时间	翻正反射		作用维持时间	肝脏状态
				消失时间	恢复时间		
1							
2							

七、思考题

1. 肝脏功能状态对巴比妥类药物作用有何影响？

2. 肝损伤对药物作用有何影响，临床用药时，需注意哪些问题？

八、附注

翻正反射是指动物处于异常体位时主动试图恢复正常体位的反射。

实验 2　水杨酸钠血浆半衰期的测定

一、实验目的

掌握半衰期（$t_{1/2}$）的测定方法并理解其指导临床用药的重要意义。

二、实验原理

$t_{1/2}$ 指血浆中药物浓度下降一半所需要的时间。$t_{1/2}$ 反映血浆中药物消除快慢的情况，也反映体内消除药物的能力。一次用药后经过 4～6 个 $t_{1/2}$ 体内药量消除 93.5%～98.4%。按 $t_{1/2}$ 的长短常将药物分为超短效、短效、中效、长效、超长效 5 类，对于肝肾功能不全者，其 $t_{1/2}$ 常延长。临床用药可根据 $t_{1/2}$ 设计给药方案以达到并维持有效血药浓度。

水杨酸钠曾用于风湿热、类风湿性关节炎的治疗，在酸性条件下可解离为水杨酸，水杨酸与 $FeCl_3$ 反应生成紫色络合物，该络合物在 520 nm 波长处的吸光度（absorbance，A）与水杨酸浓度成正比。本实验通过该络合反应对血液中水杨酸的浓度进行定量，进而计算水杨酸钠的 $t_{1/2}$。

三、实验材料

1. 实验动物：家兔 1 只（体重 2.0～2.5 kg）。

2. 实验器材：电子秤、注射器、试管、移液器、家兔固定架、离心机。

3. 实验药品：10%水杨酸钠溶液、10%三氯乙酸溶液、10%三氯化铁溶液、0.5%肝素钠溶液、3%戊巴比妥钠溶液、蒸馏水。

笔记

四、实验方法

1. 取 4 支试管，编号，分别加入 10%三氯乙酸溶液 3.5 mL。

2. 取家兔 1 只，称重，耳缘静脉注射 3%戊巴比妥钠溶液（1 mL/kg）进行麻醉。将家兔固定于手术台，分离颈总动脉后插入动脉插管。

3. 取血 2.0 mL 置于预先加入 0.3 mL 0.5%肝素钠溶液的试管内，轻轻摇匀，取血后用 0.5%肝素钠溶液冲洗动脉导管，之后用动脉夹夹住动脉导管。

4. 用移液器从上述试管中取血 1.0 mL 加入 1 号试管（对照管），摇匀静置。

5. 经耳缘静脉缓慢注射 10%水杨酸钠溶液（1.5 mL/kg），计时，分别于给药后 5 min、20 min、35 min 同步骤 3、4，各取血 1.0 mL，分别置于 2、3、4 号试管内，摇匀静置。

6. 分别向 1、2、3、4 号试管内各加入蒸馏水 1.0 mL，充分摇匀。

7. 将 4 支试管置于离心机内离心 5 min（2000 r/min），离心后吸取上清液 3.0 mL，分别置于相应编号的试管中。各管再加入 10%三氯化铁溶液 0.5 mL 并摇匀显色。

8. 每个样品均取 200 μL 置于 96 孔酶标板上，用酶标仪在 520 nm 波长下以 1 号试管液为对照（X_1）测定其他各试管的 A 值，并分别记为 X_2、X_3 和 X_4。

9. 将测得的 X_2、X_3 和 X_4，代入下式求得 $t_{1/2}$。

$$t_{1/2}=\frac{0.301}{|\lg X_n-\lg X_m|/\Delta t}$$

式中，Δt 为两次取血间隔时间；n、m 代表相邻的不同给药次数。

10. 分别求出 $\lg X_3-\lg X_2$、$\lg X_4-\lg X_3$ 和 $\lg X_4-\lg X_2$ 所得出的 $t_{1/2}$ 值，然后求得 $t_{1/2}$ 的平均值。

五、注意事项

1. 每次取血时应弃去前段兔血。

2. 样品加入酶标板后，应确保无气泡并及时测定 A 值。

六、实验结果

记录给予水杨酸钠后不同时间点样品的 A 值，减去空白 A 值（对照管），计算水杨酸钠的血浆 $t_{1/2}$；收集整理全班实验结果，计算 $t_{1/2}$ 的均值及标准差，记录于表 3-2 中，并对结果进行讨论。

表 3-2　水杨酸钠血浆 $t_{1/2}$ 的测定

试管	时间点	取血体积/mL	A 值	$t_{1/2}$/min
1		1.0		
2		1.0		
3		1.0		
4		1.0		

七、思考题

1. 测定药物的 $t_{1/2}$ 有何临床意义?
2. 影响药物 $t_{1/2}$ 的因素有哪些?

实验 3　药物剂量对药物作用的影响

一、实验目的

观察不同给药剂量对药物作用的影响。

二、实验原理

药理效应的强弱与其剂量大小或浓度高低呈一定关系，即量效关系。药理效应按性质可分为量反应和质反应两种。效应的强弱呈连续性量的变化称为量反应，如血压的升降、平滑肌张力的增减等；效应随药物剂量或浓度的增减表现为性质的变化称为质反应，如死亡、睡眠等现象的出现或不出现。

地西泮是苯二氮䓬类镇静催眠药，通过促进 GABA 与相应的受体结合，增加 GABA 所致的 Cl^- 通道开放频率，促进 Cl^- 内流，加强 GABA 能神经的抑制效应，并随着给药剂量的增加先后产生镇静、催眠和抗惊厥等效果。本实验通过给予不同剂量的地西泮，观察小鼠的生理及活动状态，初步探讨不同给药剂量对药物作用的影响，对临床个性化用药提供参考。

笔记

三、实验材料

1. 实验动物：小鼠 3 只（体重 18～22 g）。

2. 实验器材：电子天平、注射器、灌胃针、鼠笼、量筒、烧杯、计时器。

3. 实验药物：羧甲基纤维素钠溶液、地西泮混悬液。

四、实验方法

1. 配制实验所需的 0.5%羧甲基纤维素钠溶液和 0.015%、0.15%地西泮混悬液。

2. 取小鼠 3 只，称重并编号后置于鼠笼内，观察其正常活动并记录。随后，1 号小鼠给予 0.5%羧甲基纤维素钠溶液（2 mL/10 g）灌胃，2 号小鼠给予 0.015%地西泮混悬液（2 mL/10 g）灌胃，3 号小鼠给予 0.15%地西泮混悬液（2 mL/10 g）灌胃。给药后，观察小鼠活动的变化，记录药物作用发生的时间和小鼠出现的症状。

五、注意事项

1. 药品称重及溶剂量取操作应符合规范，有效数字的计算应准确。

2. 小鼠灌胃操作应规范，防止药液因操作失误进入气道而影响实验结果。

六、实验结果

记录给予不同浓度地西泮后小鼠出现的反应及发生时间，填入表 3-3 中，并对实验结果进行讨论。

表 3-3 给予不同浓度地西泮后小鼠的反应

编号	体重	用量	给药后反应	发生时间
1				
2				
3				

笔记

七、思考题

1. 1 号小鼠在实验中的作用是什么？
2. 2 号和 3 号小鼠给予地西泮后的反应为什么不同？
3. 药物剂量及安全范围在临床应用中有何重要意义？

实验 4　给药途径对药物作用的影响

一、实验目的

观察不同给药途径对药物作用的影响。

二、实验原理

给药途径不同可影响药物在体内的吸收和分布，从而影响药物效应，甚至出现药物作用性质的改变（如硫酸镁）。常用的给药途径有：①口服给药，其优点为方便、相对安全；缺点为许多药物易受胃肠内容物影响而延缓或减少吸收。有些药物可发生首过效应，使生物利用度降低。另外，口服不适合昏迷、呕吐及急重症患者。②肌内注射，药物将在注射部位通过丰富的血管吸收入血，吸收较完全，起效迅速。③静脉注射或静脉滴注，药物直接进入血液而迅速起效，适用于急重症患者的治疗，但静脉给药应掌握好给药剂量和给药速率，注意药物的配伍禁忌。

水合氯醛（chloral hydrate）为镇静催眠药。水合氯醛催眠作用温和，不缩短快速眼动睡眠，无宿醉效应。通过不同途径给予水合氯醛可产生抗焦虑、镇静、催眠及麻醉作用。本实验通过灌胃、肌内注射、腹腔注射等途径给予小鼠水合氯醛，观察不同给药途径对药物作用的影响。

三、实验材料

1. 实验动物：小鼠 3 只（体重 18～22 g）。
2. 实验器材：电子天平、注射器、灌胃针、鼠笼、量筒、烧杯、计时器。
3. 实验药物：水合氯醛。

笔记

四、实验方法

1. 配制5%水合氯醛溶液。

2. 取小鼠3只，称重后编号，放入鼠笼，观察并记录其正常活动、翻正反射和呼吸情况。1号小鼠以5%水合氯醛（0.1 mL/10 g）灌胃；2号小鼠以5%水合氯醛（0.1 mL/10 g）肌内注射；3号小鼠以5%水合氯醛（0.1 mL/10 g）腹腔注射。操作完毕后将小鼠放回鼠笼，观察并记录其活动、翻正反射消失时间及呼吸抑制情况。

五、注意事项

1. 水合氯醛具有刺激性气味，称量及溶液配制均应于通风橱内进行。

2. 若实验温度在20 ℃以下，应对麻醉小鼠采取保暖措施，否则动物会因体温下降、代谢减慢而不易苏醒。

六、实验结果

观察并记录小鼠给药后翻正反射消失的时间、呼吸抑制及排便情况，将实验结果填入表3-4中，比较不同给药途径对小鼠的影响有何不同，并进行讨论。

表3-4 不同给药途径给予水合氯醛后小鼠的反应

鼠号	体重	给药途径	翻正反射消失时间	呼吸抑制情况	排便情况
1					
2					
3					

七、思考题

1. 给药途径不同对药物作用有何影响？

2. 临床上选择恰当的给药途径对疾病的治疗有何重要意义？

第二节 传出神经系统药理实验

实验5 传出神经药物对家兔心率和血压的影响

一、实验目的

1. 掌握各药物的作用原理及其临床意义；
2. 观察作用于外周神经系统的药物对家兔心率和血压的影响。

二、实验原理

传出神经系统包括自主神经系统和运动神经系统。自主神经系统包括交感神经系统和副交感神经系统，主要支配心肌、平滑肌和腺体等效应器；运动神经系统则支配骨骼肌的运动。传出神经根据其末梢释放的递质不同，可分为胆碱能神经和去甲肾上腺素能神经，前者释放乙酰胆碱（acetylcholine，ACh），后者主要释放去甲肾上腺素（noradrenaline，NA）。作用于传出神经系统药物主要影响传出神经系统的递质和受体功能，即药物可通过影响递质的合成、贮存、释放、代谢等环节或通过直接与受体结合而产生生物学效应。

胆碱受体（cholinoceptor）是指能够与ACh结合的受体，分为毒蕈碱受体（M受体）和烟碱受体（N受体）。其中M_2受体主要分布于心脏，M_2受体的激动能降低窦房结自律性，减弱心肌收缩力，减慢房室结的传导速率。肾上腺素受体（adrenoceptor）是指能够与去甲肾上腺素或肾上腺素结合的受体，分为α受体和β受体。其中β_1受体主要分布在心脏，激动β_1受体能够提升窦房结的自

笔记

律性，增强心肌收缩力，加快房室结的传导速率。

三、实验材料

1.实验动物：家兔1只（体重2.0～2.5 kg）。

2.实验器材：注射器、电子天平、止血钳、眼科剪、电子秤、多功能兔固定架、动脉夹、压力换能器、多功能生理记录仪。

3.实验药物：20%氨基甲酸乙酯溶液、0.1%肝素钠溶液、0.05%硫酸阿托品溶液、0.01%盐酸肾上腺素溶液、0.01%重酒石酸去甲肾上腺素溶液、0.005%盐酸异丙肾上腺素溶液、0.5%甲磺酸酚妥拉明溶液、0.01%氯化乙酰胆碱溶液、生理盐水。

四、实验方法

1.打开多功能生理记录仪，调整记录仪定标。压力换能器及动脉插管内注入0.1%肝素钠溶液，注意不能残留气泡。

2.家兔称重，固定，经耳缘静脉缓慢注射20%氨基甲酸乙酯溶液（1000 mg/kg）。

3.剪去家兔颈部被毛，沿颈部正中线从甲状软骨处向下至靠近胸骨做一切口，长5～7 cm。用止血钳插入两胸锁乳突肌联合处的筋膜内，将左右胸锁乳突肌和下层的两条胸骨舌骨肌分离，暴露气管。在气管的一侧用止血钳将胸骨舌骨肌与胸骨甲状肌分开即可看到颈部血管神经束，用左手拇指和食指捏住颈部组织，以中指顶起外翻，右手持止血钳沿血管神经束内神经和血管走行方向分离出颈总动脉。在颈总动脉下穿两根线，于远心端将颈总动脉结扎，近心端打一活结以备固定动脉插管。在靠近胸骨处用一动脉夹夹住颈总动脉，左手提起远心端的结扎线并将食指垫于颈总动脉下，右手持眼科剪在颈总动脉结扎端的下方剪一斜口，向心脏侧插入动脉插管，结扎固定，打开动脉夹。连接四肢心电电极，稳定10 min后记录正常心率及血压。

4.自耳缘静脉依次注入下列药物，每次注药后用生理盐水0.5 mL冲洗，以确保药物全部进入血液循环。给药后观察心率及血压的变化，待心率和血压恢复至原来水平或平稳之后，再注入下一药物。

（1）0.01%氯化乙酰胆碱溶液0.1 mL/kg

（2）0.05%硫酸阿托品溶液0.2 mL/kg

（3）0.01%盐酸肾上腺素溶液0.1 mL/kg

（4）0.01%重酒石酸去甲肾上腺素溶液0.1 mL/kg

(5) 0.5%甲磺酸酚妥拉明溶液 0.1 mL/kg

(6) 0.005%盐酸异丙肾上腺素溶液 0.1 mL/kg

5. 观察作用于胆碱受体及肾上腺素受体的药物对心率和血压的影响。

五、注意事项

1. 注意给麻醉动物保温，否则动物会因体温下降、代谢减慢而影响心率与血压。

2. 注射药物时需匀速。

3. 各项记录指标恢复至正常之后再给药。

六、实验结果

分别记录给药前、给药后 5 min、10 min 的心率和血压值，汇总全班结果，计算心率和血压的均值和标准差，记录于表 3-5 中，对结果进行分析和讨论。

表 3-5 传出神经药物对家兔心率和血压的影响

药物	剂量	用药前				用药后			
		收缩压	舒张压	脉压	心率	收缩压	舒张压	脉压	心率

七、思考题

1. 乙酰胆碱作用于哪种受体？对心率、血压有什么影响？

2. 阿托品对心率、血压有什么影响？其作用机制是什么？阿托品有哪些临床应用？

3. 比较 3 种拟肾上腺素药对血压、心率的影响有何不同，并分析其作用机制。

4. 拟肾上腺素药和肾上腺素受体阻断药的临床用途有哪些？

笔记

实验 6 传出神经药物对离体豚鼠肠平滑肌运动的影响

一、实验目的

1. 学习离体平滑肌器官的实验方法；

2. 观察拟胆碱药和抗胆碱药、拟肾上腺素药和抗肾上腺素药对离体豚鼠肠平滑肌运动的影响。

二、实验原理

动物的离体肠肌在适宜的营养液环境中仍具有兴奋和收缩等特性。肠肌上分布有 M 受体、α 受体和 β 受体等，因此当向营养液中加入 ACh（N、M 受体激动药）、阿托品（M 受体阻断药）、NA（α、β 受体激动药）、普萘洛尔（β 受体阻断药）及新斯的明（抗胆碱酯酶药）等药物时，可与相应的受体结合或影响递质的效应，激动或阻滞相应的受体，引起肠肌收缩或松弛。本实验通过向离体肠中灌注上述药物来验证传出神经系统对胃肠道平滑肌运动的影响。

三、实验材料

1. 实验动物：豚鼠 1 只。

2. 实验器材：麦氏浴槽、恒温水浴箱、L 形通气管、生物机能实验系统、温度计、氧气钢瓶、铁支架、张力换能器、螺旋夹、双凹夹、手术剪、眼科镊、量筒、注射器、烧杯、培养皿、缝针、缝线等。

3. 实验药品：异氟烷、0.001%氯化乙酰胆碱溶液、0.1%硫酸阿托品溶液、0.002%盐酸肾上腺素溶液、0.3%盐酸普萘洛尔溶液、0.001%甲基硫酸新斯的明溶液、台氏液。

四、实验方法

1. 肠标本制取：取空腹豚鼠 1 只，固定，使用异氟烷麻醉安乐死。迅速打开腹腔，剪取空肠及回肠上半段，置于冷台氏液中，除去肠系膜，用台氏液将肠内容物冲洗干净，剪成长约 2 cm 的小段，放入盛有台氏液的培养皿内备用。

笔记

多余肠管可剪成数段，连同台氏液置于 4 ℃冰箱保存，12 h 内可用。

2. 标本体外处理：在肠段两端用缝针各穿一线，将肠段一端系在通气管的小钩上，见图 3-1。将通气管连同肠段放入盛有（38±0.5）℃台氏液的麦氏浴槽内（台氏液量 30 mL），以双凹夹将通气管另一端固定在铁支架上，连接氧气管，开启管上的螺旋夹，使球胆内氧气以 2 个气泡/秒的速度从通气管尖端逸出，供给肠肌氧气。

实验示意图如图 3-1 所示。

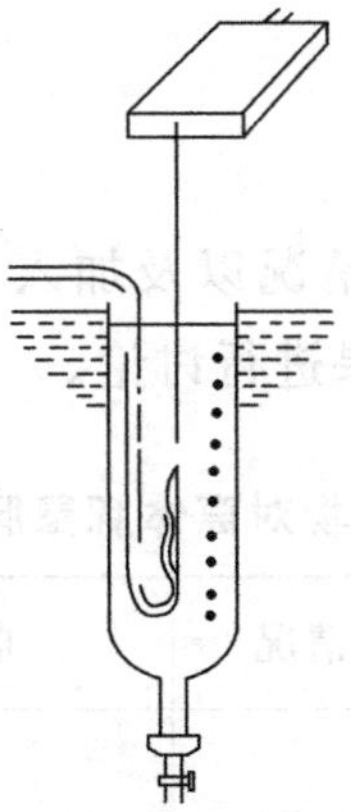

图 3-1 离体豚鼠肠平滑肌运动实验

3. 标本连接及记录：肠段另一端连接张力换能器，浴槽中的肠肌承受约 0.5 g 负荷（$g=9.8$ N/kg）。打开连通换能器生物机能实验系统，记录正常收缩曲线，然后依次加入受试药物。

（1）加入 0.001%氯化乙酰胆碱溶液 0.1 mL，观察实验现象。当肠段收缩明显时，立即进行步骤（2）。

（2）加入 0.1%硫酸阿托品溶液 0.1 mL，观察对肠平滑肌收缩的影响。收缩曲线下降到基线时进行步骤（3）。

（3）加入 0.001%氯化乙酰胆碱溶液，给药剂量同（1），观察实验现象。如果作用不明显，可增加剂量，进行步骤（4）。

（4）加入 0.001%氯化乙酰胆碱溶液 1 mL，观察肠平滑肌收缩情况。3 min 后更换浴槽中台氏液 3 次。

（5）加入 0.002%盐酸肾上腺素溶液 0.2 mL，观察对肠平滑肌运动作用，而后用台氏液冲洗 3 次。

（6）加入 0.3%盐酸普萘洛尔溶液 0.2 mL，2～3 min 后，加入肾上腺素，给药剂量同（5），与首次使用盐酸肾上腺素的实验结果比较，观察有何不同，而后用台氏液冲洗 3 次。

（7）加入 0.001%甲基硫酸新斯的明溶液 0.2 mL，当作用明显时，加入 0.1%硫酸阿托品溶液 0.1 mL，观察对肠平滑肌收缩的影响。

笔记

五、注意事项

1. 注意控制浴槽的温度，调节肠平滑肌张力，否则可影响肠平滑肌收缩功能及其对药物的反应。

2. 方法中的用药量以麦氏浴槽中有 30 mL 的台氏液为准。如台氏液体积有所改变，用药量亦应相应调整。

六、实验结果

记录正常离体肠平滑肌舒缩情况以及加入各种药物后平滑肌的反应，将结果记录于表 3-6 中，并对实验结果进行讨论。

表 3-6 传出神经药物对离体豚鼠肠平滑肌运动的影响

药物	平滑肌收缩情况	收缩曲线	备注
给药前			
氯化乙酰胆碱			
硫酸阿托品			
盐酸肾上腺素			
盐酸普萘洛尔			
甲基硫酸新斯的明			

七、思考题

1. 离体肠平滑肌体外培养需要哪些基本条件？
2. 分析硫酸阿托品对肠平滑肌的药理作用及作用机制，并讨论其临床意义。
3. 分析盐酸普萘洛尔的药理作用及机制。

八、附注

本实验也可用兔肠，两者区别如下：

1. 家兔肠平滑肌较厚，通气宜选用 95% O_2＋5% CO_2。用药后需增加换台

笔记

氏液次数才能将药物洗去。豚鼠肠平滑肌较薄，一般通空气即可，洗去药物也较容易。

2. 兔肠平滑肌收缩力较强，以加 1 *g* 负荷为宜。豚鼠肠平滑肌薄，收缩力较弱，以加 0.5 *g* 负荷为宜。

3. 兔肠的腔道宽，自发收缩较多，剪成短段置于台氏液中，其内容物可自动洗出。豚鼠肠需向肠管内滴加台氏液将其内容物洗出。

实验 7　有机磷酸酯类中毒和解救及血液胆碱酯酶活性的测定

一、实验目的

观察有机磷酸酯类中毒的症状及阿托品、解磷定的解救作用。

二、实验原理

有机磷酸酯是一类人工合成的难逆性抗胆碱酯酶药，主要用作农业或环境卫生杀虫剂。有机磷杀虫药常通过皮肤、胃肠道和呼吸道黏膜吸收而引起中毒，多见于生产、运输或使用过程中操作错误或防护不当，或通过被污染的蔬菜、水源或食物等摄入。毒物吸收后迅速分布于全身器官并与乙酰胆碱酯酶（acetylcholinesterase，AChE）牢固结合，进而抑制其活性，使 AChE 失去水解乙酰胆碱（ACh）的能力，造成体内 ACh 堆积而引起一系列中毒症状，具体表现为多汗、流涎、大小便失禁、流泪、瞳孔缩小、心率减慢、呼吸急促、肌肉震颤或强直性痉挛等。抗胆碱药阿托品能解除有机磷酸酯类中毒的 M 样症状，而解磷定可使 AChE 复活，恢复其水解 ACh 的能力，对 M 样及 N 样症状均有效，以缓解骨骼肌震颤的效果最好，两药合用可提高解毒疗效。

三、实验材料

1. 实验动物：小鼠 3 只（18～22 g）。

2. 实验器材：电子天平、注射器、鼠笼。

3. 实验药品：0.25％甲基对硫磷溶液、0.05％硫酸阿托品溶液、2.5％解磷定溶液。

笔记

四、实验方法

1. 取小鼠 3 只，称重编号后置于鼠笼内，观察其正常活动，如有无呼吸困难、唾液分泌、大小便失禁及肌肉震颤等情况。

2. 分别对 3 只小鼠腹腔注射 0.25%甲基对硫磷溶液（0.1 mL/10 g）制成有机磷酸酯类中毒小鼠模型。

3. 等待、观察并记录小鼠的中毒症状（如流涎、呼吸困难、大小便失禁、毛色湿润、肌肉震颤等）及出现的时间。症状明显后，1 号小鼠腹腔注射 0.05%硫酸阿托品溶液（0.1 mL/10 g），2 号小鼠肌内注射 2.5%解磷定溶液（0.06 mL/10 g），3 号小鼠合用上述两种药物。

4. 操作完毕后将小鼠放回鼠笼，观察小鼠中毒症状缓解的时间及程度，并详细记录。

五、注意事项

1. 有机磷酸酯类药物的配制应在通风橱内进行，操作过程中应避免与皮肤接触，若不慎接触则立即用大量清水清洗。

2. 给予有机磷 15 min 后，若仍未出现中毒症状可追加初次给药 1/3 的剂量。

六、实验结果

记录小鼠在注射甲基对硫磷溶液前后的生理状态，并跟踪对比给予硫酸阿托品、解磷定及联合用药后症状缓解的时间及发生缓解的程度，自行设计表格，记录实验结果，并进行讨论。

七、思考题

1. 本实验中阿托品和解磷定可缓解有机磷酸酯类中毒的哪些症状？其作用机制分别是什么？

2. 本实验中阿托品和解磷定在缓解有机磷酸酯类中毒中的作用有何差别？产生这种差别的原因是什么？对临床应用有什么指导作用？

第三节

中枢神经系统药理实验

实验 8　苯巴比妥钠的抗惊厥作用

一、实验目的

1. 观察苯巴比妥钠的抗惊厥作用；
2. 学习惊厥动物模型的制备方法。

二、实验原理

惊厥是中枢神经系统过度兴奋的一种症状，表现为全身骨骼肌不由自主地强烈收缩，呈强直性或痉挛性抽搐。尼可刹米是直接兴奋呼吸中枢的中枢兴奋药，剂量过大可引起惊厥反应，可用于惊厥小鼠动物模型的制备。常用抗惊厥药包括巴比妥类、苯二氮䓬类中的部分药物、水合氯醛及硫酸镁等。较大剂量的苯巴比妥，可通过增强大脑 GABA 能神经元的功能，降低惊厥发生率，限制病灶异常放电，而发挥抗惊厥作用。

三、实验材料

1. 实验动物：小鼠 2 只（体重 18～22 g）。
2. 实验器材：电子天平、注射器、大烧杯、鼠笼。
3. 实验试剂：2.5％尼可刹米溶液、0.5％苯巴比妥钠溶液、生理盐水。

四、实验方法

1. 取小鼠 2 只，称重后编号，观察其正常活动。

笔记

2. 1号小鼠腹腔注射生理盐水（0.1 mL/10 g），2号小鼠腹腔注射0.5%苯巴比妥钠（0.1 mL/10 g），给药10 min后，2只小鼠均皮下注射2.5%尼可刹米溶液（0.3 mL/10 g）。最后将小鼠置于大烧杯中，观察其是否有兴奋、惊厥或死亡等现象（以后肢强直为惊厥的指标）。

3. 若1号小鼠发生兴奋或惊厥，立即腹腔注射0.5%苯巴比妥钠溶液（0.1 mL/10 g），观察1号小鼠有何变化。

4. 若2号小鼠无兴奋或惊厥，再次皮下注射2.5%尼可刹米溶液（0.3 mL/10 g），观察2号小鼠有何反应。

五、注意事项

1. 实验环境应保持安静，避免声、光刺激对给药后的小鼠产生影响。

2. 惊厥指标为：后肢伸直、尾部竖直伴震颤。

3. 由于动物的个体差异，对出现惊厥较迟的小鼠，给予轻微的刺激可加速出现惊厥，但需保持刺激强度相等。

六、实验结果

记录注射生理盐水、苯巴比妥钠后小鼠的生理变化，而后定性观察注射尼可刹米溶液后小鼠症状的变化，并将结果记录于表3-7中，对实验结果进行讨论。

表3-7 苯巴比妥钠的抗惊厥作用

鼠号	体重	给药方式	药后反应
1			
2			

七、思考题

1. 苯巴比妥钠抗惊厥的作用机制是什么？

2. 分析苯巴比妥钠的抗惊厥作用与其给药剂量的关系。

笔记

实验 9 吲哚美辛的镇痛作用

一、实验目的

学习疼痛动物模型的制备方法，通过扭体法观察吲哚美辛的镇痛作用。

二、实验原理

任何形式的刺激达到一定强度，均可引起疼痛，目前镇痛药筛选模型主要是躯干疼痛模型。在医学研究中筛选镇痛药的常用致痛方法包括物理法（热、电、机械）和化学法，其中化学法是将某些化学物质，如强酸、强碱、钾离子、缓激肽等，涂布于动物敏感部位或腹腔注射给药。腹腔注射损伤物质可引起受试动物腹痛，动物表现出“扭体反应”（如腹部内凹、躯干与后肢伸张、臀部抬高等）。镇痛药能有效对抗疼痛反应，明显减少发生扭体反应的小鼠数量和扭体次数。

吲哚美辛通过抑制体内环加氧酶的活性而减少局部组织前列腺素的生物合成起到镇痛作用。本实验采用腹腔注射醋酸溶液刺激腹膜引起疼痛，进而通过扭体反应观察吲哚美辛的镇痛作用。

三、实验材料

1. 实验动物：小鼠 2 只（体重 18～22 g）。
2. 实验材料：电子天平、注射器、鼠笼。
3. 实验用品：吲哚美辛（10 mg/kg）、1.0%乙酸、生理盐水。

四、实验方法

1. 取小鼠 2 只，称重后编号，观察其正常活动。

2. 1 号小鼠灌胃给予生理盐水（0.2 mL/10 g），2 号小鼠灌胃给予吲哚美辛混悬液（0.2 mL/10 g）。20 min 后，2 只小鼠腹腔注射 1%乙酸（0.1 mL/10 g），观察 15 min、30 min 内小鼠出现扭体反应的次数并记录。

笔记

五、注意事项

1. 乙酸溶液宜新鲜配制，也可用新配置的 0.05%酒石酸锑钾溶液。

2. 实验温度应设置为 20～25 ℃，温度过高或过低会造成小鼠扭体次数减少。

六、实验结果

汇总各实验小组结果，将对照组和吲哚美辛给药组发生扭体反应的次数记录于表 3-8 中，并求出各组均值和标准差，进行 t 检验，分析吲哚美辛的抗炎作用。

$$S=\sqrt{\frac{\sum X^2-(\sum X)^2/n}{n-1}}$$

$$t=\frac{|\overline{X}_1-\overline{X}_2|}{\sqrt{\frac{S_1^2}{n_1}+\frac{S_2^2}{n_2}}}$$

当 $n=8$ 时，$t>2.145$　$p<0.05$

$t>2.977$　$p<0.01$

当 $n=9$ 时，$t>2.120$　$p<0.05$

$t>2.921$　$p<0.01$

表 3-8　吲哚美辛对小鼠的镇痛作用

组别	动物数	扭体次数
1		
2		

七、思考题

1. 吲哚美辛镇痛作用机制是什么？

2. 本次实验结果是否与理论一致，如不一致请分析原因。

笔记

实验 10 药物对小鼠自发活动的影响

一、实验目的

1. 掌握小鼠自发活动的实验方法；
2. 观察不同药物对小鼠自发活动的影响。

二、实验原理

自发活动反映动物中枢神经兴奋或抑制的状态。中枢兴奋（抑制）药可以明显增加（减少）小鼠的自发活动。自发活动增加（减少）的程度与中枢兴奋（抑制）药的作用强弱成正比。

三、实验材料

1. 实验动物：同性别小鼠 3 只（体重 18～22 g）。
2. 实验器材：注射器、ZZ-6 小鼠自发活动测试仪、电子天平。
3. 实验药品：0.05%地西泮溶液、0.1%肾上腺素溶液、生理盐水。

四、实验方法

1. 取性别相同，活动相似的小鼠 3 只，称重后编号。

2. 将小鼠分别放入自发活动测试仪反应箱的 3 个格内，使其适应 5 min；点击“定时”按钮并设置时间为 5 min；随后点击“启动”按钮，测试给药前正常小鼠 5 min 内的活动值。

3. 1 号小鼠腹腔注射生理盐水（0.2 mL/10 g），2 号小鼠腹腔注射 0.05%地西泮溶液（0.2 mL/10 g），3 号小鼠腹腔注射 0.1%肾上腺素溶液（0.2 mL/10 g）。

4. 给药后，将小鼠再次放回自发活动测试仪内，用同样方法每隔 5 min 进行一轮检测（测试 5 min 内活动次数），连续观察 5 次。

五、注意事项

1. 实验及测试过程中需保持环境安静，有条件的可在隔音室内进行实验。

笔记

2. 前期动物活动、饮食、昼夜习惯及生活环境应一致。
3. 实验前，将动物禁食 12 h。

六、实验结果

记录小鼠给药前后 5 min 内活动次数，收集整理全班数据，记录于表 3-9 中，并求出各组均值和标准差。比较分析各组小鼠给药后的表现有何不同，并对实验结果进行讨论。

表 3-9 中枢神经系统药物对小鼠自发活动的影响

鼠号	体重/g	剂量/mL	给药前 5 min 内活动次数	给药后每隔 5 min 检测活动次数				
				5 min	10 min	15 min	20 min	25 min
1								
2								
3								

七、思考题

1. 地西泮的作用机制及用途有哪些？
2. 肾上腺素导致动物自发活动增加的机制是什么？

第四节

抗炎药物药理实验

实验 11　地塞米松的抗炎作用

一、实验目的

利用异种蛋白致炎的方法，观察地塞米松抗炎性渗出及缓解红、肿、热、痛的作用。

二、实验原理

糖皮质激素具有很强的抗炎作用，能抑制感染性（如细菌、病毒）、物理性（如烧伤、创伤）、化学性（如酸、碱灼伤）、免疫性（如缺血性组织损伤）及无菌性炎症。在急性炎症初期，糖皮质激素类药物能增加血管的紧张性，减轻充血，降低毛细血管的通透性，因此减轻渗出、水肿；糖皮质激素类药物还可以抑制白细胞浸润及吞噬反应，减少各种炎症介质的释放，从而缓解红、肿、热、痛等症状；在炎症后期，糖皮质激素类药物通过抑制毛细血管和成纤维细胞的增生，抑制胶原蛋白、黏多糖的合成及肉芽组织增生，防止粘连和瘢痕形成，减轻后遗症。地塞米松抗炎作用约为氢化可的松 30 倍，且持续时间长，为长效糖皮质激素。

大鼠后足容积测量法的原理是用鸡蛋清（或角叉菜胶等）造模，引起大鼠后足免疫性炎症、水肿、肿胀。该法形成的炎症模型可靠，可做定量测定，其结果可进行统计学分析，动物种属间差异小。也可用小鼠进行实验，通过测量注射足趾的容积，比较各组小鼠足趾肿胀率。

笔记

三、实验材料

1. 实验动物：大鼠 2 只（体重 150～160 g）。

2. 实验器材：电子天平、注射器、足趾容积测量仪。

3. 实验试剂：生理盐水、0.02%地塞米松溶液、10%新鲜蛋清。

四、实验方法

1. 取大鼠 2 只，称重后编号。

2. 1 号大鼠腹腔注射生理盐水（1.0 mL/100 g），2 号大鼠腹腔注射 0.02%地塞米松溶液（1.0 mL/100 g）；给药后观察 20 min，用红色记号笔在大鼠后肢左踝关节做环形标记，检测大鼠后肢左足容积（mL）。

3. 给药 30 min 后，在两鼠后肢左足掌腱膜下向踝关节周围注射 10%新鲜鸡蛋清 0.1 mL，于 15 min、30 min、45 min、60 min 测量两鼠后肢左足容积（mL），以致肿前后容积之差作为踝关节肿胀程度。同时观察并记录大鼠抖动后肢及舔后肢左足的次数。

4. 本实验采用足趾容积测量仪，测量步骤如下：

（1）打开仪器后面板开关，15 min 后开始实验。

（2）自检顺利完成或仪器设置完成后即可开始实验。将测量烧杯装满清水放在仪器中间工作台面选择"新建实验组"选项，按"确定"键进入本机动物数设置页面。按"↓"键设置本组实验动物数量，范围为 5～20 只，按"确定"键即可进入测量状态。每次测量前会提示先清零，按"测量"键进行测量。

开始测量时，屏幕会显示"正在测量"提示，将待测鼠足趾浸入测量烧杯的清水中；待屏幕显示"按脚踏开关确认数据"时，即可踩踏脚踏开关或"测量"键，屏幕显示测量数据。

五、注意事项

1. 致炎剂如要注入足趾皮下，应将动物后肢拉直，针头刺入足趾中部皮下，先向上注射一部分，再调转针头向下将余药注完。

2. 每次测定的部位要固定，测定时大鼠踝关节的记号需与液体水平一致。

3. 每个时间点测量 5 次，分别去掉最大值和最小值，取 3 次平均值。

六、实验结果

综合全班各组实验结果，将致炎后不同时间点大鼠足容积记入表 3-10 中，计算踝关节肿胀率：

$$踝关节肿胀率(\%)=\frac{致炎后足容积-致炎前足容积}{致炎前足容积}\times 100\%$$

通过 t 检验判断给药前后小鼠足肿胀是否具有统计学差异，并对实验结果进行讨论。

表 3-10 地塞米松对大鼠致炎后足容积的影响

药物	正常足容积/mL	致炎后足容积/mL			
		15 min	30 min	45 min	60 min
地塞米松					
生理盐水					

七、思考题

1. 糖皮质激素抗炎作用的特点和作用机制是什么？
2. 地塞米松为什么能减轻大鼠关节肿胀？

实验 12 抗炎药对二甲苯致小鼠耳肿胀的影响

一、实验目的

1. 掌握抗炎实验的基本方法及小鼠耳肿胀法筛选抗炎药物的基本要领；
2. 明确实验所用抗炎药物的作用及其机制。

二、实验原理

地塞米松具有抗炎、解毒、免疫抑制等药理作用。在抗炎方面，地塞米松

笔记

通过降低毛细血管通透性而减轻组织充血、组织液渗出及局部水肿，通过抑制白细胞浸润及吞噬反应而减少各种炎性介质的释放，最终缓解红、肿、热、痛等症状。双氯芬酸钠对环加氧酶具有强大的抑制作用，可显著抑制前列腺素的合成和释放，故对多种因素引起的非特异性炎症均有良好的治疗作用。二甲苯具有中等毒性，涂布于小鼠耳部，可致局部细胞损伤，促使组胺、缓激肽等致炎物质释放，造成耳部急性炎性水肿，可用于制备小鼠急性炎症模型。

三、实验材料

1. 实验动物：小鼠 3 只（体重 18～22 g）。

2. 实验器材：电子天平、剪刀、滴管、9 mm 打孔器、注射器。

3. 实验试剂：0.5% 羧甲基纤维素钠溶液、0.3% 双氯芬酸钠混悬液、0.04%地塞米松混悬液、1%伊文思蓝染色液、二甲苯。

四、实验方法

1. 取小鼠 3 只，称重后标号。

2. 1 号小鼠以 0.5%羧甲基纤维素钠溶液（0.2 mL/10 g）灌胃；2 号小鼠以 0.3%双氯芬酸钠混悬液（0.2 mL/10 g）灌胃；3 号小鼠以 0.04% 地塞米松混悬液（0.2 mL/10 g）灌胃。

3. 给药 30 min 后，3 只小鼠分别腹腔注射 1%伊文思蓝染色液（0.1 mL/10 g）。

4. 注射染色液 10 min 后，在 3 只小鼠左耳分别用滴管滴加 1～2 滴二甲苯并使其均匀涂布，观察并比较 3 只小鼠耳郭颜色。

5. 致炎 30 min 后处死小鼠，剪下小鼠双耳，分别在同一只鼠左右耳的同一部位使用直径 9 mm 的打孔器打圆耳片，称重，计算肿胀程度。

肿胀程度＝左耳片重量－右耳片重量

五、注意事项

1. 打孔时打孔器下要垫硬垫子，避免打坏实验台；滴于小鼠左耳上二甲苯的量应一致。

2. 小鼠耳郭模型还可用含 70%乙醇的巴豆油混合物制成。

3. 打孔器应锋利，各组小鼠打耳片位置应尽量保持一致。

六、实验结果

收集并分析双氯芬酸钠与地塞米松的抗炎数据（肿胀程度），汇总各小组结

笔记

果，记录于表 3-11 中，求出全班的均值和标准差，同时对不同组别的肿胀程度进行 t 检验，判断给药前后小鼠耳肿胀是否具有统计学差异，对实验结果进行讨论。

表 3-11　双氯芬酸钠、地塞米松对小鼠耳肿胀的影响

药物	右耳重量/g	左耳重量/g	肿胀程度
羧甲基纤维素钠			
双氯芬酸钠			
地塞米松			

七、思考题

1. 双氯芬酸钠和地塞米松的抗炎作用机制是什么？二者有哪些异同点？
2. 双氯芬酸钠会导致哪些不良反应？

实验 13　药物对小鼠的解热作用

一、实验目的

1. 掌握阿司匹林和氯丙嗪在不同环境中的解热、降温作用的异同点和作用特点以及解热、降温实验方法和原理；
2. 熟悉小鼠体温测定方法。

二、实验原理

氯丙嗪是中枢多巴胺受体阻断剂，可抑制下丘脑体温调节中枢，使体温降低，体温可随外环境变化而变化，在物理降温的配合下，可使体温降至正常体温以下。阿司匹林通过抑制中枢环加氧酶，减少前列腺素合成而发挥作用，它只能使发热体温降至正常体温，对正常体温无影响。

笔记

三、实验材料

1. 实验动物：小鼠 18 只（体重 18～22 g），解热实验、室温实验、低温实验各 6 只。

2. 实验器材：电子天平、温度计、注射器、灌胃针。

3. 实验试剂：生理盐水、1.0%阿司匹林溶液、1.0%盐酸氯丙嗪溶液、10%酵母悬浊液。

四、实验方法

小鼠随机分为甲、乙、丙三组，每组 6 只，称重编号，甲组给予生理盐水（0.15 mL/10 g）灌胃，乙组给予阿司匹林（0.15 mL/10 g）灌胃，丙组给予氯丙嗪（0.15 mL/10 g）灌胃。

1. 解热实验：检测正常小鼠直肠温度，而后皮下注射 10% 酵母悬浊液致小鼠发热，4 h 后测量小鼠体温，当体温升高 0.8 ℃后，分别给予小鼠生理盐水、阿司匹林及氯丙嗪灌胃，随后每 30 min 测一次体温并记录，6 h 后观察各组小鼠的活动情况并进行记录。

2. 室温实验：检测正常小鼠直肠温度，将小鼠置于 25 ℃室温环境中，分别给予小鼠生理盐水、阿司匹林及氯丙嗪灌胃，每 30 min 测一次体温并进行记录，6 h 后，观察各组小鼠的活动情况并进行记录。

3. 低温实验：检测正常小鼠直肠温度，分别给予小鼠生理盐水、阿司匹林及氯丙嗪灌胃，用药后将该实验组小鼠置于 15 ℃低温环境中，每 30 min 测一次体温并进行记录，6 h 后观察各组小鼠的活动情况并进行记录。

五、注意事项

1. 温度计头端可涂抹少许液体石蜡，以减小对小鼠的刺激。

2. 每只小鼠测量体温时应使用同一支温度计。

3. 每次测温时温度计插入深度和时间应保持一致。

六、实验结果

1. 解热实验中，将给药后小鼠的体温记录于表 3-12 中。汇总全班实验数据，对不同药物处理后小鼠的体温进行 t 检验，判断药物对小鼠体温的影响是否具有统计学差异，并对实验结果进行讨论。

笔记

表 3-12　阿司匹林、氯丙嗪对小鼠体温的影响

组别	药物	环境温度/℃	活动情况		体温/℃			
			用药前	用药后	用药前	30 min	60 min	…
甲组								
乙组								
丙组								

2. 室温实验中，将给药后小鼠的体温记录于表 3-13 中。汇总全班实验数据，对不同药物处理后小鼠的体温进行 t 检验，判断药物对小鼠体温的影响是否具有统计学差异，并对实验结果进行讨论。

表 3-13　阿司匹林和氯丙嗪在室温环境下对小鼠体温的影响

组别	药物	环境温度/℃	活动情况		体温/℃			
			用药前	用药后	用药前	30 min	60 min	…
甲组								
乙组								
丙组								

3. 低温实验中，将给药后小鼠的体温记录于表 3-14 中。汇总全班实验数据，对不同药物处理后小鼠的体温进行 t 检验，判断药物对小鼠体温的影响是否具有统计学差异，并对实验结果进行讨论。

表 3-14　阿司匹林和氯丙嗪在低温环境下对小鼠体温的影响

组别	药物	环境温度/℃	活动情况		体温/℃			
			用药前	用药后	用药前	30 min	60 min	…
甲组								
乙组								
丙组								

笔记

七、思考题

1. 氯丙嗪的降温作用与阿司匹林的解热作用有何不同？
2. 实验环境会对此实验产生一定影响，应如何避免？

第五节

呼吸系统药理实验

实验 14　可待因的镇咳作用

一、实验目的

观察磷酸可待因的镇咳作用。

二、实验原理

具有挥发性的浓氨水被小鼠吸入后，可刺激气管及支气管上的感觉神经末梢，由传入神经传至咳嗽中枢并使之兴奋，引起声门、膈肌、肋间肌等效应器发生相互协调的动作，出现咳嗽。此模型方法可用于镇咳药的筛选。

三、实验材料

1. 实验动物：小鼠 2 只（体重 18～22g）。

2. 实验器材：烧杯（1000 mL）、电子秤、细线、棉球、灌胃针、秒表。

3. 实验药物：0.5% 羧甲基纤维素钠溶液、0.06% 磷酸可待因混悬液、25% 氨水溶液。

四、实验方法

1. 取小鼠 2 只，称重后标号。

2. 1 号小鼠以 0.5% 羧甲基纤维素钠溶液（0.2 mL/10 g）灌胃，2 号小鼠

笔记

以 0.06% 磷酸可待因混悬液（0.2 mL/10 g）灌胃。

3.给药 30 min 后，把用细线系好的棉球悬吊于烧杯底部，固定。向棉球中滴入 0.05 mL 25% 氨水溶液，把两只小鼠同时放入倒扣的大烧杯内，启动秒表计时，观察记录各鼠的咳嗽潜伏期（从放入烧杯至观察到第一次咳嗽所需的时间）及 5 min、10 min 内的咳嗽次数。

4.小鼠的咳嗽以张口、缩胸为标准，在安静环境下还可清晰地听到咳嗽声。

五、注意事项

1.浓氨水具有强烈的挥发性和刺激性，在使用过程中应注意室内通风，如不慎溅到皮肤上或眼睛里，立即用大量清水冲洗。

2.各小鼠使用烧杯的大小和棉球内氨水的量要求一致。

3.判定是否发生咳嗽需要严格按照咳嗽发生的标准，以免因不同人记录导致实验结果的差异。

六、实验结果

记录小鼠的咳嗽潜伏期和 5 min、10 min 的咳嗽次数，收集整理全班实验结果填入表 3-15 中，进行组间 t 检验，分析磷酸可待因的镇咳作用。

表 3-15 磷酸可待因对小鼠的镇咳作用

小鼠编号	药物	咳嗽潜伏期/min	5 min 内咳嗽次数	10 min 内咳嗽次数
1	羧甲基纤维素钠			
2	磷酸可待因			

七、思考题

1.镇咳药按其作用部位可分为哪两类？

2.可待因的作用机制及临床用途是什么？

笔记

实验 15 药物的祛痰作用

一、实验目的

通过酚红呼吸道排泌实验观察氯化铵的祛痰作用。

二、实验原理

小鼠腹腔注射酚红，酚红可部分从气道分泌排出，如果药物具有祛痰作用，将增加酚红的排出量。经碳酸钠溶液灌洗后，灌洗液呈现红色，采用酶标仪检测灌洗液的吸光度（*A*）值，能够测定酚红的排泌量。

三、实验材料

1. 实验动物：小鼠 4 只（体重 18～22g）。

2. 实验器材：小鼠灌胃针、手术剪、移液器、试管、EP 管、离心机、酶标仪。

3. 实验药物：生理盐水、50 mg/mL 氯化铵溶液、2.5%酚红溶液、1 mol/L 氢氧化钠溶液。

四、实验方法

1. 将 4 只小鼠随机分为模型对照组及药物治疗组，称重并标记，给予生理盐水或 0.2 mL/10 g 氯化铵溶液灌胃。30 min 后，分别腹腔注射酚红溶液 0.2 mL/10 g。间隔 40 min 后，处死小鼠，打开胸腔，分离气道。将甲状软骨至下端分叉处的一段气道，根据组别分别放入盛有 4 mL 生理盐水的试管中，充分振荡 10 min，取出试管内的气道，离心将液体中的悬浮物去除。

2. 取离心所得的 3.5 mL 上清液，加入 0.1 mL 氢氧化钠溶液，取显色后的溶液 100 μL 于 546 nm 波长处读取 *A* 值，对应酚红溶液的标准曲线计算溶液中酚红的含量。

3. 酚红标准曲线绘制方法：取 64 μL 酚红溶液加入到 10 mL 的氢氧化钠溶液中，充分混匀后取 1 mL 置于 EP 管中，此时酚红溶液的浓度为 16 μg/mL，之后取生理盐水进行对半稀释 5 次，得到浓度为 16 μg/mL、8 μg/mL、4 μg/mL、

笔记

2 μg/mL、1 μg/mL 及 0.5 μg/mL 的标准溶液，取各个浓度的酚红溶液 100 μL 于 96 孔板，于酶标仪测定 546 nm 波长处的 A 值，并绘制标准曲线。

五、注意事项

1. 由于本实验以酚红的排泌量作为祛痰的作用指标，所以酚红必须准确完整地注射到小鼠腹腔中。

2. 处死小鼠的时间必须准确。

3. 解剖时，需将气道周围的组织去除干净，如果气道段周围有黏附的血管应用滤纸吸净。

六、实验结果

记录小鼠酚红的排泌量，收集整理全班实验结果，填入表 3-16 中，并对酚红排泌量进行组间 t 检验，比较两组间是否具有统计学差异。药物治疗组的酚红量达到模型对照组的 2 倍时认为其具有祛痰作用，达到 3 倍时则认为是显效。

表 3-16　氯化铵对小鼠酚红排泌量的影响

组别	药物	剂量/(g/kg)	酚红浓度/(μg/mL)
模型对照组	生理盐水		
药物治疗组	氯化铵		

七、思考题

氯化铵祛痰作用的原理是什么？

第六节

心血管系统药理实验

实验16　强心苷对离体蛙心的作用

一、实验目的

1. 学习离体蛙心灌流法；

2. 观察强心苷对离体蛙心收缩强度、频率和节律的影响以及强心苷和钙离子的协同作用。

二、实验原理

当心肌兴奋时，Na^+内流，使肌质网池贮存的Ca^{2+}释放，从而增加心肌收缩力。强心苷通过与心肌细胞膜Na^+-K^+-ATP酶结合，细胞内Na^+增多，抑制Na^+/Ca^{2+}交换，排出细胞的Ca^{2+}减少，从而增加心肌细胞Ca^{2+}量，使心肌收缩力增强。

三、实验材料

1. 实验动物：青蛙1只。

2. 实验器材：蛙板、蛙钉、蛙心夹、探针、斯氏蛙心插管、普通剪刀、眼科剪、眼科镊、二道生理记录仪、张力传感器、铁支架、双凹夹、木试管夹、烧杯、长嘴吸管、注射器。

3. 实验药物：任氏液、无钙任氏液、1%氯化钙溶液、0.025%毒毛花苷K（或0.02%西地兰）溶液。

笔记

四、实验方法

1. 制作离体蛙心标本：取青蛙 1 只，用探针破坏其大脑与脊髓，仰位固定于蛙板上。剪开胸腔暴露心脏，小心剪去心包膜，仔细分离左右主动脉。在左主动脉下穿一细线备用，在右主动脉下穿线，并结扎右主动脉。在左主动脉上剪一小斜口，让血液尽量流出，用任氏液将流出血液冲洗干净，然后将装有任氏液的斯氏蛙心插管经左主动脉小斜口插进心室，当插管内液面波动明显时，结扎固定蛙心插管。小心提起心脏，在心脏下绕一线，结扎左右肺静脉及前后腔静脉。并于远心端剪断。取下离体蛙心，用任氏液反复冲洗至无色，并保留约 1 mL 的液量。

2. 安装记录设备：用系有长线的蛙心夹夹住心尖，长线另一端连接张力传感器，接通二道生理记录仪，适当调节张力。

3. 描记正常的心脏搏动曲线，然后按下列顺序给药，并注意观察心率、振幅和节律的变化。

（1）换无钙任氏液，观察心脏收缩幅度、心率、房-室收缩的协调性变化。

（2）待心肌收缩明显减弱时，向插管内滴加 0.025%毒毛花苷 K（或 0.02%西地兰）溶液 0.1～0.2 mL（观察强心苷的强心作用）。

（3）作用明显时，再向插管加入 1%氯化钙 0.1 mL（Ca^{2+} 与强心苷有协同作用）。

（4）待作用明显并稳定后，每隔 30 s 向插管内加毒毛花苷 K（或 0.02%西地兰）溶液 0.1～0.2 mL，直到心脏停搏（观察强心苷过量中毒）。

4. 取下图纸，标注药物剂量，计算心搏曲线各段的振幅、频率和节律。

五、注意事项

1. 结扎血管时要牢固，切勿损伤静脉窦。换药前后心脏插管中液面应保持一致。

2. 蛙心对药物的反应变异较大，实验时药物剂量可酌情调整。

3. 强心苷过量中毒可出现房室传导阻滞、心脏停搏及早搏等。

六、实验结果

记录不同药物对离体蛙心心率、振幅和节律的影响，整理实验结果填入表 3-17 中，并对实验结果进行讨论。

表 3-17 药物对离体蛙心心率、振幅和节律的影响

观察指标	任氏液	无钙任氏液	强心苷	氯化钙	过量强心苷
心搏振幅/cm					
心率/(次/min)					
心律					

七、思考题

1. 强心苷有哪些药理作用？

2. 强心苷和钙剂均可增强心肌收缩力，为何治疗心衰时，两类药不联合使用？

3. 临床使用强心苷时要注意哪些问题？

实验 17 抗心绞痛药物的抗缺氧作用

一、实验目的

观察抗心绞痛药物的抗心肌缺氧作用。

二、实验原理

心肌收缩需要消耗大量的能量，能量的产生又要求有氧供应，所以相对于其他组织器官，心肌更易缺氧。心绞痛是多种原因引起的心肌缺血、缺氧所致的心前区疼痛症候群。最常见的病因是冠状动脉粥样硬化。心肌耗氧量的变化与心绞痛发生、发展有着密切的关系。正常情况下，心肌所需能量几乎完全由其本身有氧代谢供给，在心肌缺氧数分钟内依靠心肌糖原无氧代谢获得能量，因此可用耗氧量作为衡量心肌代谢率的指标。决定心肌耗氧量的因素有：①心室壁张力，其与心肌耗氧量成正比。②心率，其与心肌耗氧量成正比。③心肌收缩力，心肌收缩力增加或收缩速度加快时心肌耗氧量增加。

应用异丙肾上腺素后心肌耗氧量增加。硝酸酯类药物可扩张血管容量，减少回心血量，降低心室壁张力，改善心肌缺血缺氧。β受体阻断药可减慢心率，

笔记

减小心肌收缩力，从而降低心肌耗氧量，改善心肌代谢，保护缺血缺氧的心肌细胞。动物的全身抗缺氧作用，可视为药物的抗心肌缺氧作用。

三、实验材料

1. 实验动物：小鼠 4 只（体重 18～22 g）。

2. 实验器材：磨口广口瓶、注射器、电子秤、纱布、秒表。

3. 实验药物：生理盐水、0.005%硝酸甘油溶液（避光）、0.5%羧甲基纤维素钠溶液、0.1%普萘洛尔混悬液、0.01%异丙肾上腺素溶液（避光）、钠石灰、凡士林。

四、实验方法

1. 选取同性别小鼠 4 只，称重后标号。

2. 取钠石灰 5 g，纱布包扎后置于 250 mL 广口瓶底，用来吸收小鼠呼出的二氧化碳和水分。

3. 1 号小鼠腹腔注射生理盐水（0.2 mL/10 g）；2 号小鼠腹腔注射 0.005%硝酸甘油溶液（0.2 mL/10 g）。5 min 后，2 只小鼠皮下注射 0.01%异丙肾上腺素溶液（0.2 mL/10 g）。15 min 后将 1、2 号小鼠分别放入 2 个磨口广口瓶内，将涂有凡士林的瓶盖盖好，使广口瓶密闭，启动秒表计时，计算出各小鼠的存活时间。

4. 3 号小鼠以 0.5%羧甲基纤维素钠溶液（0.2 mL/10 g）灌胃；4 号小鼠以 0.1% 普萘洛尔混悬液（0.2 mL/10 g）灌胃。30 min 后，2 只小鼠皮下注射 0.01% 异丙肾上腺素溶液（0.2 mL/10 g）。15 min 后将 3、4 号小鼠分别放入 2 个磨口广口瓶内，将涂有凡士林的瓶盖盖好，使广口瓶密闭，启动秒表计时，计算出各小鼠的存活时间。

五、注意事项

1. 本实验所用小鼠需性别一致。

2. 实验中所用广口瓶必须等容量，并配备磨口瓶塞。

3. 需要在瓶口涂抹凡士林，以起到密封的作用。

六、实验结果

记录各组小鼠的死亡时间，收集整理全班实验结果，填入表 3-18 中，并对四只小鼠的存活时间进行组间 t 检验，分析不同药物对小鼠缺氧是否起到保护作用。

笔记

表 3-18 药物对小鼠抗缺氧作用的影响

小鼠编号	药物	存活时间
1	生理盐水	
2	硝酸甘油	
3	羧甲基纤维素钠	
4	普萘洛尔	

七、思考题

1. 心肌缺血缺氧后的代谢有哪些变化？
2. 抗心绞痛药物是如何降低心肌耗氧量的？

实验 18 呋塞米对家兔的利尿作用

一、实验目的

1. 评价利尿药的药理作用；
2. 观察呋塞米的利尿作用。

二、实验原理

利尿药是一类促进电解质和水从体内排出、增加尿量、消除水肿的药物。药物直接作用于肾单位，影响肾小球滤过特别是肾小管、集合管的重吸收和再分泌，因此影响尿的生成而产生利尿作用。呋塞米是高效利尿药，主要作用于髓袢升支粗段的上皮细胞，抑制 Na^+-K^+-$2Cl^-$ 同向转运系统，因而抑制 NaCl 的重吸收，降低肾的稀释与浓缩功能，排出大量接近于等渗的尿液，产生强大的利尿作用。

笔记

本实验通过收集给药前后单位时间的尿量，计算单位时间内尿量增加的量，分析利尿药的起效时间及作用维持时间。

三、实验材料

1.实验动物：家兔1只，体重2.0～2.5 kg。

2.实验器材：兔箱、兔手术台、兔开口器、导尿管、电子秤、量筒、烧杯、注射器、聚乙烯管、手术刀、组织剪、眼科剪、血管钳。

3.实验药物：20%乌拉坦溶液、1%呋塞米溶液、生理盐水。

四、实验方法

1.取家兔1只，称重后置于兔箱中，温水灌胃40 mL/kg。

2.20 min后，耳缘静脉缓慢注射20%乌拉坦溶液（4 mL/kg）使其麻醉。剪去下腹兔毛从趾骨联合向上沿中线做一个4 cm切口，沿腹白线切开腹壁，用手轻轻将膀胱移出腹腔，在膀胱底两侧找出输尿管，进行输尿管插管导尿，输尿管下各穿两根线，一线结扎近膀胱端，在结扎线上方用眼科剪朝肾脏方向剪一小口插入聚乙烯导管，用另一线结扎固定。两根导管的游离端一并放入量筒内，每隔5 min记录一次尿量，持续记录6次。

3.耳缘静脉给予1%呋塞米溶液（4 mg/kg），每隔5 min收集并记录一次尿量，连续6次。

五、注意事项

1.乌拉坦静脉麻醉时需要缓慢推注，边注射边观察角膜反射、呼吸和肌肉松弛情况。

2.分离两侧输尿管时避开血管进行钝性分离。

3.静注呋塞米溶液后，一般在1～2 min即发挥利尿作用，如无尿滴出，应检查导管内是否堵塞。

4.实验过程中，应用温生理盐水纱布覆盖手术野，以保持动物腹腔温度、湿度。

六、实验结果

记录各组家兔的正常尿量和呋塞米注射之后的尿量，并计算尿量增加的体积［给药后单位时间内尿量（mL）－给药前单位时间内尿量（mL）］，填入表

3-19 中，收集整理全班实验结果，进行组间 t 检验，分析呋塞米的利尿作用，并对实验结果进行讨论。

笔记

表 3-19 呋塞米对家兔的利尿作用

组别	5 min	10 min	15 min	20 min	25 min	30 min
给药前						
给药后						

七、思考题

思考呋塞米利尿作用的原理。

第七节

消化系统药理实验

实验 19　硫酸镁对小鼠排便时间和数量的影响

一、实验目的

观察硫酸镁对肠管活动的影响，分析其促进排便的作用机制。

二、实验原理

口服硫酸镁后，因 Mg^{2+}、SO_4^{2-} 不易被胃肠吸收，在肠管内形成高渗透压，阻止水分的吸收，使肠腔容积增大，从而刺激肠壁，引起肠蠕动增强，呈现导泻作用。

三、实验材料

1. 实验动物：小鼠 2 只（体重 18～22 g）。
2. 实验器材：小鼠灌胃针、电子秤、大烧杯。
3. 实验药物：炭末生理盐水混悬液（0.1 g/mL）、炭末硫酸镁混悬液（含 100 mg/mL 硫酸镁）。

四、实验方法

1. 取禁食 12 h 的小鼠 2 只，称重标号。

笔记

2. 1 号小鼠给予炭末生理盐水混悬液（0.2 mL/10 g）灌胃，2 号小鼠给予炭末硫酸镁混悬液（0.2 mL/10 g）灌胃。

3. 两只小鼠分别置于铺有滤纸的大烧杯内进行观察，记录小鼠排黑便的时间、粒数和重量，连续观察 3 h。

五、注意事项

1. 各组小鼠给予生理盐水或硫酸镁的体积要保持一致，以免出现灌胃体积不一样对排便的影响。

2. 要关注小鼠的排便情况，尤其是首次排便的时间，须准确记录。

六、实验结果

记录两只小鼠排便的时间、颗粒及性状。收集整理全班实验结果，填入表 3-20 中，分析硫酸镁对小鼠排便情况的影响。

表 3-20　硫酸镁对小鼠排便的影响

药物	开始排黑便时间/min	排黑便粒数	黑便性状
生理盐水			
硫酸镁			

七、思考题

1. 硫酸镁的作用机制是什么?

2. 硫酸镁还有哪些药理作用?

实验 20　阿托品及甲氧氯普胺对小鼠小肠运动的影响

一、实验目的

观察阿托品及甲氧氯普胺对胃肠道蠕动功能的影响。

笔记

二、实验原理

阿托品能与胆碱受体结合而不产生（或极少产生）拟胆碱作用，却能阻碍乙酰胆碱或胆碱受体激动药与胆碱受体结合，从而抑制胃肠平滑肌痉挛，降低其蠕动的幅度和频率。多巴胺与多巴胺受体结合可使胃体平滑肌松弛，幽门括约肌收缩，而甲氧氯普胺通过阻断胃肠多巴胺受体，引起从食管至近段小肠平滑肌运动增强，加速胃的正向排空和加速肠内容物从十二指肠向回盲部推进，发挥胃肠促动作用。

三、实验材料

1. 实验动物：小鼠 3 只（体重 18～22 g）。

2. 实验器材：小鼠灌胃针、电子秤、手术剪、眼科镊。

3. 实验药物：5%活性炭混悬液、0.009%阿托品溶液、0.01%甲氧氯普胺溶液。

四、实验方法

1. 取禁食 12 h 的小鼠 3 只，称重并标号。

2. 1 号小鼠腹腔注射生理盐水（0.2 mL/10 g），2 号小鼠腹腔注射 0.009%阿托品溶液（0.2 mL/10 g），3 号小鼠腹腔注射 0.01%甲氧氯普胺溶液（0.2 mL/10 g）。

3. 给药 30 min 后分别以 5% 活性炭混悬液（0.2 mL/10 g）灌胃，20 min 后颈椎脱位处死小鼠，打开腹腔分离肠系膜，剪取幽门至回盲部的肠管，置于托盘上。

4. 轻轻将小肠拉成直线，测量肠管长度作为小肠总长度。从幽门至活性炭前沿的距离作为活性炭在肠内推进距离。用公式：

活性炭推进百分率(%)= 活性炭在肠内推进距离÷小肠总长度×100%

计算活性炭推进百分率，并注意观察小肠容积是否增大。

五、注意事项

1. 取小肠时动作要轻，以免扯断小肠。

2. 给药结束至处死动物间的时间把握准确，以免造成误差。

笔记

六、实验结果

记录3只小鼠活性炭推进百分率，收集整理全班实验结果，填入表3-21中，进行组间 t 检验，分析阿托品及甲氧氯普胺对小鼠小肠运动的影响，并对实验结果进行讨论。

表3-21　阿托品、甲氧氯普胺对小鼠活性炭推进百分率的影响

药物	小肠长度/cm	推进距离/cm	推进率	肠容积变化
生理盐水				
阿托品				
甲氧氯普胺				

七、思考题

1. 阿托品的主要临床作用有哪些？有什么副作用？
2. 甲氧氯普胺的作用机制是什么？

第八节

血液系统药理实验

实验21　药物的体外抗凝血实验

一、实验目的

观察肝素和枸橼酸钠的体外抗凝血作用。

二、实验原理

血液在经过内源性途径及外源性途径的作用下，促进凝血酶原转化为凝血酶，凝血酶促进纤维蛋白原生成纤维蛋白原单体，并最终形成不可溶的纤维蛋白聚合多聚体，导致血液凝固。抗凝血酶Ⅲ是抗凝系统中最重要的成分，它由肝脏合成，为一种多功能的丝氨酸蛋白酶抑制物，可抑制凝血酶生成。肝素与抗凝血酶Ⅲ赖氨酸结合，使抗凝血酶Ⅲ的活性中心暴露，更易与凝血因子结合，从而达到抗凝的目的。

枸橼酸钠含有枸橼酸根离子，能够与血液中的钙离子结合形成络合物，使血液中游离的钙离子浓度显著降低；而钙离子又被称为凝血因子Ⅳ，它是一种辅因子，可以加快凝血反应。游离钙离子浓度的降低可起到抗凝作用。

三、实验材料

1.实验动物：家兔1只，体重2～3 kg。

2.实验器材：注射器（1 mL和5 mL）、试管架、试管、移液器。

3.实验药物：生理盐水、5000 U/mL 肝素钠溶液、2.5%枸橼酸钠溶液、

10 mg/mL 氯化钙溶液。

笔记

四、实验方法

1. 取试管 3 支，分别加入 0.3 mL 生理盐水、5000 U/mL 肝素钠溶液及 2.5%枸橼酸钠溶液。固定好家兔，心脏内取血 5 mL（找到心尖搏动最明显处，以 5 mL 注射器穿刺取血）。平均注入 3 支试管内，快速摇匀。

2. 每 30 s 倾斜试管架，观察是否发生凝血（以倾斜时血液不再流动作为凝血标准），观察各组的凝血时间。如果枸橼酸钠组 20 min 内仍未出现凝血，则向试管中加入 10 mg/mL 氯化钙溶液 0.1 mL，混匀后仍用上述方法观察凝血时间。

五、注意事项

1. 实验中所使用的试管均需要清洁干燥，以免试管内残留液体干扰实验结果。

2. 取血时动作需迅速，以防止取血过程中出现血液凝固，如果实验前血液中出现血凝块，则不能用于实验。

六、实验结果

记录 3 支试管中血液的凝固时间，收集整理全班实验结果，填入表 3-22 中，并进行组间 t 检验，比较肝素及枸橼酸钠的体外抗凝血效果，并对实验结果进行讨论。

表 3-22　肝素和枸橼酸钠的体外抗凝血作用

药物	凝血时间
生理盐水	
肝素	
枸橼酸钠	

七、思考题

两种药物的抗凝作用机制是什么？在临床上可能会有怎样的应用？

笔记

实验22 药物的体内抗凝血实验

一、实验目的

学习毛细玻管法和玻片法测定小鼠的凝血时间，观察肝素对凝血时间的影响。

二、实验原理

出血时间是指在一定条件下，人为刺破皮肤后，血液从自然流出到自然停止所需的时间，用以检查凝血过程是否正常。凝血时间是指从血液流出体外时起至凝固时止所需的时间，用以检查血凝过程的快慢。肝素与抗凝血酶Ⅲ的赖氨酸残基结合，使抗凝血酶Ⅲ的活性中心精氨酸残基暴露，更易与凝血因子结合，使凝血因子灭活，从而起到强效抗凝作用。

三、实验材料

1. 实验动物：小鼠2只（体重18～22 g）。
2. 实验器材：1 mL注射器、秒表、毛细玻管、玻片、针头、棉球。
3. 实验药物：生理盐水、125000 U/mL肝素钠溶液。

四、实验方法

1. 取小鼠2只，称重并编号。
2. 1号小鼠腹腔注射生理盐水（0.2 mL/10 g），2号小鼠腹腔注射肝素钠溶液（0.2 mL/10 g），等待20 min后测定两只小鼠的凝血时间。
3. 凝血时间测定方法如下。

（1）毛细玻管法：左手固定小鼠，右手将毛细玻管沿小鼠眼内眦部插入，血液充满毛细玻管后，迅速拔出，启动秒表记录血液凝固时间。血液凝固判定方法为：每隔20 s折断0.5～1 cm毛细玻管，并向左右轻轻拉开，当观察到血丝时，判定发生凝血。

（2）玻片法：左手固定小鼠，右手用眼科镊将小鼠一侧眼球摘除，迅速将血滴在清洁干燥的玻片上，同时启动秒表，每10 s用干燥的针头挑动血液，出现纤维蛋白丝时即发生凝血。

笔记

五、注意事项

1. 凝血时间会受室温影响，温度过低时凝血时间延长，因此，本实验温度最好在室温 15 ℃以上进行。

2. 每次用针挑血滴时要从一个方向进行挑动，而不应从多个方向进行，以免影响纤维蛋白丝的形成。

3. 毛细玻管采血后不宜在手中停留太长时间，以免体温影响凝血时间。

六、实验结果

记录给药后 2 只小鼠的凝血时间，收集整理全班实验结果，填入表 3-23 中，进行组间 t 检验，并对实验结果进行讨论。

表 3-23　肝素的体内抗凝作用

药物	凝血时间	
	毛细玻管法	玻片法
生理盐水		
肝素		

七、思考题

肝素体内抗凝血作用的特点是什么？

第九节

综合性药理实验

实验 23　药物的量效关系及 pD_2 值的测定

一、实验目的

1. 掌握使用离体肠管研究药物量效关系的方法；
2. 掌握受体激动剂量效关系曲线图的绘制方法；
3. 理解并掌握药物 pD_2 的计算方法。

二、实验原理

乙酰胆碱（ACh）是 M 受体的激动剂，能够促进肠平滑肌的收缩。本实验通过离体肠管研究乙酰胆碱的量效关系。实验中所涉及的术语如下所述。

量效关系：在一定范围内，药物效应随剂量或浓度的增加而增加的规律性变化。

量效曲线：以药物剂量为横坐标，药物效应为纵坐标所得曲线。

效能：继续增加药物，药物效应不再继续上升，此时这个最大效应称效能。

效价：能引起相同效应的相对浓度或剂量。

受体激动剂：有受体亲和力，且具有内在活性。

受体阻断剂：有受体亲和力，但无内在活性。

pD_2：受体亲和力指数，指受体激动剂引起最大效应 50%时所需药物剂量的摩尔浓度的负对数值。

三、实验材料

1. 实验动物：家兔 1 只，体重 2～3 kg。

2. 实验器材：眼科剪、手术镊、培养皿、BL-420 生物机能实验系统。

3. 实验药物：台氏液、乙酰胆碱（ACh）。

四、实验方法

通过张力传感器，利用与计算机相连接的 BL-420 生物机能实验系统，观察 ACh 对兔肠平滑肌收缩的影响，并记录 ACh 的量效曲线。

具体实验步骤如下。

1. 计算机准备

（1）开机，打开 BL-420 生物机能实验系统开关，将张力换能器的五心插口连接于 1 通（CH1），启动 BL-420 生物机能实验系统。

（2）单击“设置”，选择“实验人员”，输入组号、名单，点击“确定”。

（3）单击“文件”，选择“打开配置”，在弹出的“自定义模块选择”对话框中选“量效曲线”，点“确定”。

（4）双击“1 通道”，窗口变大后，鼠标指左侧坐标零刻度，将零基线移至屏幕下 1/3 处。

2. 固定肠肌

（1）家兔禁食 24 h，用钝器击其后脑致昏迷，迅速剖腹。先将肠系膜沿肠缘分离，剪取小肠 2 cm，放入盛有 38 ℃台氏液的充入氧气的平皿中，充分洗去肠内容物。

（2）用自来水冲洗麦氏液槽和贮液瓶 3 次后，加入台氏液，麦氏液槽加入台氏液 40 mL，在恒温液槽中加入自来水适量。

（3）打开恒温平滑肌槽开关，设定温度（38 ± 0.5）℃，调节麦氏液槽氧气适量。

（4）取温台氏液约 10 mL 于培养皿中，用手术镊取一肠段于培养皿中，两端夹上蛙心夹，一端连接于肌条固定夹于底部，另一端连接于张力换能器的旋臂。

（5）冲洗肠肌 3 次，稳定 10 min。

3. 乙酰胆碱（ACh）量效曲线的制作

（1）单击工具栏“▲”，记录肠肌收缩曲线约 2 cm。

（2）单击右下角的“L”，打开特殊实验标记编辑对话框，在“实验标记组列表”中选“量效曲线实验”，在“标记方式”中选“箭头”，在标记文字显示方向中选“水平”，点“确定”。

（3）制作 ACh 的量效曲线，按表 3-24 给药，应注意给药时机并及时添加每个药物浓度的标记。

笔记

4. 结束实验，点击工具栏“■”，在对话框中输入文件名并保存。

5. 导出保存文件，在工具栏点击“区间测量”按钮，测量 ACh 量效曲线各浓度的肌张力，记录下来，填在实验报告上。

6. 复制图形并打印。

表 3-24 ACh 给药次序

次序	ACh/(mol/L)	给药量/mL	D/(μmol/L)	lg$D$
1	4×10^{-7}	0.1	0.001	−9
2	4×10^{-7}	0.9	0.01	−8
3	4×10^{-6}	0.9	0.1	−7
4	4×10^{-5}	0.9	1.0	−6
5	4×10^{-4}	0.9	10.0	−5
6	4×10^{-3}	0.9	100.0	−4
7	4×10^{-2}	0.9	1000.0	−3

五、注意事项

1. 勿过度牵拉肠管。
2. 加药时勿滴在线或管壁上，应将药液直接滴于液面。
3. 加药时要及时、准确。
4. 离体空肠标本与换能器的连线不要触及浴管壁。

六、实验结果

绘制 ACh 对肠肌张力的量效曲线，计算 pD_2 值，并对实验结果进行讨论。

七、思考题

1. ACh 引起肠肌张力增加的原因是什么？
2. 为什么达到一定浓度后，ACh 引起的肌张力不再增加？

实验 24 联合用药对药物作用的影响

一、实验目的

观察联合用药时药物间的相互作用。

二、实验原理

两种或两种以上药物联合应用时，药物之间可产生相互影响和干扰，从而改变药物的体内过程及机体对药物的反应性，产生协同或拮抗作用。

三、实验材料

1.实验动物：小鼠 2 只（体重 18～22 g）。
2.实验器材：大烧杯、电子秤、注射器、棉球。
3.实验药物：生理盐水、0.2%戊巴比妥钠溶液、乙醚。

四、实验方法

1.取 2 只小鼠，称重并编号，观察正常活动并记录。

2.1 号小鼠腹腔注射生理盐水（0.1 mL/10 g），2 号小鼠腹腔注射 0.2%戊巴比妥钠溶液（0.1 mL/10 g），并将小鼠放入烧杯中。

3.30 min 后将蘸有乙醚的棉球分别放入烧杯内，并用一棉球将烧杯通气孔塞住。记录两只小鼠在放入烧杯后的麻醉时间；继续观察两只小鼠从开始麻醉到恢复正常活动的时间，记为恢复时间。

五、注意事项

1.本实验观察戊巴比妥钠和乙醚的协同麻醉效果，因此，小鼠注射戊巴比妥钠和生理盐水的时间应相近，两只小鼠分别注射完成后应在同一时间放入烧杯中，并在同一时间将蘸有乙醚的棉球放入烧杯，以免存在误差导致结果差异。

2.乙醚具有挥发性，应在通风橱内完成此实验。

笔记

六、实验结果

记录戊巴比妥钠对乙醚麻醉时间和恢复时间的影响，收集整理全班实验结果，填入表3-25中，进行组间 t 检验，分析戊巴比妥钠对乙醚麻醉效果的影响。

表3-25 戊巴比妥钠对小鼠乙醚麻醉效果的影响

药物	麻醉时间/min	恢复时间/min
生理盐水		
戊巴比妥钠		

七、思考题

1. 乙醚及戊巴比妥钠诱导麻醉的作用机制分别是什么？
2. 戊巴比妥钠与乙醚联用是否产生协同作用？为什么？

第十节

设计性药理实验

实验 25　中枢神经系统药物药理作用鉴别

一、实验目的

1. 掌握药物对中枢神经系统药理作用的特点；

2. 通过实验分析药物作用的机制。

二、实验原理

氯丙嗪是吩噻嗪类的代表药物，为中枢多巴胺受体的拮抗药，具有明显的镇静作用。戊巴比妥钠抑制脑干网状结构上行激活系统，起到镇静、催眠及麻醉的作用。尼可刹米直接兴奋延髓呼吸中枢，也可刺激颈动脉体和主动脉体化学感受器，反射性兴奋呼吸中枢，是一种中枢兴奋药。

三、实验材料

1. 实验动物：小鼠 8 只（体重 18～22 g）。

2. 实验器材：1 mL 注射器等。

3. 实验药物：生理盐水、0.2%氯丙嗪溶液、0.2%戊巴比妥钠溶液、0.5%尼可刹米溶液。

四、实验方法

1. 选取翻正反射正常的小鼠 8 只，随机分为 4 组，称重并标号，观察小鼠

笔记

状态是否正常。

2. 4组小鼠分别腹腔注射给予生理盐水、0.2%氯丙嗪、0.2%戊巴比妥钠及0.5%尼可刹米，给药体积为0.2 mL/10 g。

3. 观察4组小鼠40 min内的自主活动情况，翻正反射是否消失及消失时间，是否出现惊厥先兆（竖尾、跳跃、尖叫、锯齿），是否出现睡眠及睡眠消失的时间（入睡以翻正反射消失为准）。

五、注意事项

1. 本实验需要观察的行为学指标较多，需全班统一进行观察，以免结果出现差异。

2. 腹腔注射药物过程注意回吸，以免将药物注入小鼠脏器。

六、实验结果

记录三种中枢药物诱导的不同反应，出现表格中现象的小鼠以“+”表示，收集整理全班实验结果，填入表3-26中，分析三种药物的作用特点，并对实验结果进行讨论。

表3-26 小鼠对中枢药物诱导的不同反应

药物	自主活动增加	自主活动减少	翻正反射消失	惊厥先兆	入睡时间	睡眠时间
生理盐水						
氯丙嗪						
戊巴比妥钠						
尼可刹米						

七、思考题

1. 三种中枢类药物的作用机制分别是什么？

2. 三种中枢类药物的临床应用是什么？

笔记

实验 26　降糖药的降糖作用及过量解救

一、实验目的

1. 掌握胰岛素降血糖作用；

2. 观察胰岛素过量导致的低血糖反应及解救方法，验证胰岛素对血糖的影响。

二、实验原理

胰岛素是由胰岛 β 细胞分泌的一种激素，是机体内唯一可降低血糖的激素。胰岛素促进糖原、脂肪、蛋白质合成。小鼠注射大量胰岛素后，可导致血糖降低，引起休克、精神不安、惊厥等低血糖反应，口服葡萄糖可缓解。

三、实验材料

1. 实验动物：小鼠 10 只（体重 18～22 g）。

2. 实验器材：分光光度计、台式离心机、恒温水浴锅、天平、注射器、试管等。

3. 实验药物：链脲佐菌素、葡萄糖氧化酶、枸橼酸、枸橼酸钠、50% 葡萄糖注射液、试管、生理盐水、2 U/mL 胰岛素注射液、蒸馏水。

四、实验方法

1. 血糖含量的测定：测定血糖前小鼠禁食 12 h，断尾取血，3000 r/min 离心 10 min，精密吸取 20 μL 血浆，加入葡萄糖氧化酶 3.0 mL，混合后置 37 ℃ 水浴 15 min，用分光光度计在 505 nm 处测其吸光度。取蒸馏水和标准葡萄糖溶液（5.55 mmol/L）各 20 μL 作对照，空白管调零，读取各管吸光度（A）值。样品管 A 值与葡萄糖标准溶液 A 值比较，计算样品中葡萄糖含量（mmol/L）。计算公式如下：

血糖(mmol/L)＝样品管 A 值/标准管 A 值×5.55(mmol/L)

注：100 mg/dL＝5.55 mmol/L。

2. 糖尿病小鼠的造模：健康小鼠 8 只，适应性喂养一周后禁食 12 h，造模

笔记

前测量血糖。将链脲佐菌素溶于枸橼酸-枸橼酸钠缓冲液（0.1 mol，pH 4.5），并将溶液配置成1%的注射液，避光、冰浴保存1 h。小鼠一次性腹腔注射1%链脲佐菌素造模，注射剂量150 mg/kg，注射前禁食不禁水。于造模后第3、7天禁食12 h后称重，断尾取血，测量小鼠空腹血糖值，空腹血糖值高于11.1 mmol/L确定为造模成功，清除模型组中造模不成功的小鼠，对小鼠重新编号。

3. 胰岛素的降糖作用：选取造模成功小鼠4只，随机分为对照组和实验组，所有小鼠禁食12 h，断尾取血测量血糖含量。对照组小鼠腹腔注射生理盐水（0.1 mL/10 g），实验组腹腔注射2 U/mL胰岛素（0.1 mL/10 g）；于0.5 h、1.0 h、2.0 h取血，测量血糖。

4. 胰岛素的过量反应及其解救：取正常小鼠2只，分别腹腔注射酸性生理盐水（0.1 mL/10 g）和2 U/mL胰岛素注射液（0.1 mL/10 g），观察2只小鼠神态、姿势及活动情况，当注射胰岛素的小鼠出现神态、姿势及活动的明显变化时，腹腔注射50%葡萄糖注射液（0.1 mL/10 g），观察小鼠的神态、姿势及活动情况变化。

五、注意事项

1. 配制胰岛素溶液时，应用酸性生理盐水。酸性生理盐水的配置方法为：在300 mL生理盐水中加入10 mL 0.1 mol/L盐酸溶液，并调节pH为2.5～3.5。

2. 温度较低时，胰岛素作用降低，因此，冬天实验时，应将室温维持在25 ℃。

六、实验结果

1. 记录胰岛素给药前后糖尿病小鼠血糖水平，收集整理全班实验结果，填入表3-27中，进行组间 t 检验，分析糖尿病小鼠在注射胰岛素后血糖的变化。

表3-27 胰岛素对小鼠的降血糖作用

药物	0.5 h血糖	1 h血糖	2 h血糖
生理盐水			
胰岛素			

2. 记录正常小鼠注射过量胰岛素后的异常反应，并分析葡萄糖解救之后的小鼠状态，填入表3-28中，对结果进行分析讨论。

笔记

表 3-28 过量注射胰岛素对小鼠的影响及解救措施

药物	用药后反应	腹腔注射葡萄糖后的反应
酸性生理盐水		
胰岛素		

七、思考题

1. 胰岛素降血糖的作用机制是什么？

2. 胰岛素过量导致不良反应的机制是什么，为何腹腔注射葡萄糖能起到解救作用？

实验 27 人肿瘤坏死因子 α 酶联免疫分析

一、实验目的

掌握人肿瘤坏死因子 α（TNF-α）酶联免疫分析试剂盒的测定原理及操作步骤。

二、实验原理

应用双抗体夹心法（图 3-2）测定标本中 TNF-α 水平。用纯化的人 TNF-α 捕获抗体包被微孔板，制成固相抗体，包被的微孔中依次加入人 TNF-α，再与 HRP 标记的检测抗体结合，形成抗体-抗原-酶标抗体复合物，洗涤后加底物 TMB（3,3′,5,5′-Tetramethylbenzidine）显色。TMB 在 HRP 酶的催化下转化成蓝色，并在酸的作用下转化成黄色。黄色液体的深浅与样品中 TNF-α 浓度呈正相关。用酶标仪在 450 nm 波长处测定吸光度（A）值，通过标准曲线计算样品中 TNF-α 含量。

三、实验材料

1. 实验器材：移液器、1.5 mL 离心管、酶标仪。

2. 实验药物：TNF-α 试剂盒。

笔记

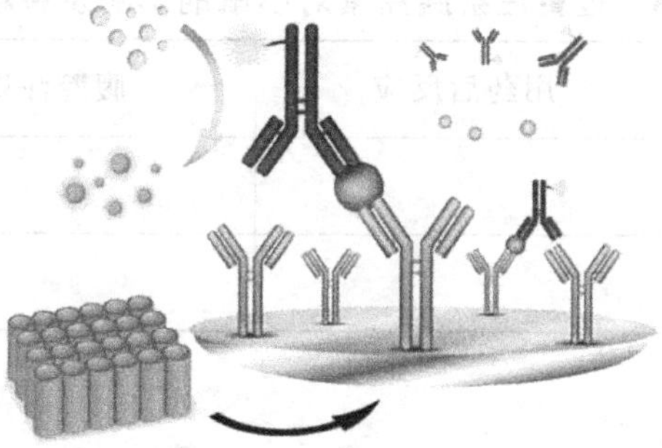

图 3-2　双抗体夹心法

四、实验方法

1. 标准品的制备：试剂盒里提供的标准品为 1000 pg/mL，分别用稀释液稀释 2 倍、4 倍、8 倍、16 倍及 32 倍，获得浓度为 500、250、125、62.5 及 31.25 pg/mL 的标准品溶液。

2. 样品制备：取 4 mL 人全血，室温血液自然凝固 10～20 min，2000～3000 r/min 离心 20 min 左右，收集上清。

3. 加样：分别设置空白对照组、标准品组及样品组，分别加入稀释液、各浓度的标准品溶液及样品溶液 50 μL。

4. 孵育：将 ELISA 测试板放入 37 ℃孵箱中 30 min，使样品中的 TNF-α 与包被在 ELISA 板底的 TNF-α 抗体充分结合。

5. 洗涤：采用试剂盒中的洗涤液进行洗涤，每孔加入洗涤液 100 μL，静置 30 s 后将洗涤液去除干净，将未与 TNF-α 抗体结合的游离物质去除。

6. 加酶：在各孔中加入酶标试剂 50 μL，空白孔除外。将 ELISA 板放置在 37 ℃孵箱中 30 min，使酶溶液充分与 TNF-α 结合。

7. 洗涤：同样用洗涤液对未结合的酶溶液进行洗涤去除，每孔加入洗涤液 100 μL，静置 30 s 后将洗涤液去除干净。

8. 显色：分别向每孔中加入显色剂 A 及显色剂 B 各 50 μL，轻轻振荡后放置在 37 ℃孵箱中避光孵育 15 min。

9. 终止及显色：孵育结束后向每孔中加入终止液 50 μL，450 nm 波长处测量各孔的 *A* 值。以空白孔调零，以标准品的吸光度计算浓度-吸光度标准曲线，计算各样本中 TNF-α 的含量。

五、注意事项

1. 试剂盒从冷藏环境中取出后应在室温条件下平衡 15～30 min，酶标包被

笔记

板开封后如未用完，板条应装入密封袋中保存。

2. 浓洗涤液可能会有结晶析出，稀释时可在水浴中加热助溶。

3. 加样应使用加样器，保证加样准确性，以避免出现误差。一次加样时间控制在 5 min 内。

4. 每次测定均需做标准曲线。若标本中待测物质含量过高（样本 *A* 值大于标准品孔第一孔的 *A* 值），应用样品稀释液稀释标本后再测定。

5. 封板膜只限一次性使用，以避免交叉污染。

6. 底物请避光保存。

7. 严格按照说明书的操作进行，实验结果判定必须以酶标仪读数为准。

8. 所有样品，洗涤液和各种废弃物应均应按传染物处理。

六、实验结果

记录各浓度对应的 *A* 值，填入表 3-29 中，并绘制标准曲线，计算 r^2 值；收集整理全班人血清中 TNF-α 的含量，填入表 3-30 中，并对结果进行相关讨论。

表 3-29　人 TNF-α 试剂盒标准曲线测定

TNF-α 浓度/(ng/L)	300	200	100	50	25
A_{450nm}					

表 3-30　人血清样品中 TNF-α 的含量测定

TNF-α 浓度/(ng/L)	
A_{450nm}	

七、思考题

1. 人 TNF-α 试剂盒测定的原理是什么？

2. 测定血清 TNF-α 含量有哪些意义？

第四章

新药临床前药理学评价

第一节

新药临床前药理学评价概述

新药的临床前药理学评价是观察被研究新药对除人体以外的动物或其他生物体的作用，即评价被研究新药对生物体（体内、体外）的影响、影响规律及生物体对被研究新药的处置情况（包括吸收、分布、代谢和排泄）。通过临床前药理学评价，可证实新药潜在的防治疾病的药理作用，预测其临床价值。未经临床前药理学评价的药物不能直接用于临床。临床前药理学包括一般药理学评价、主要药效学评价、药物代谢动力学评价等内容。

一、化学药品的药理学评价

化学药品即从天然矿物、动物或植物中提取的有效成分，以及经过化学合成或生物合成而制得的化学物质。化学药品是化学结构明确的具有预防、治疗、诊断疾病作用的特殊化学品。

1. 化学药品的一般药理学评价

一般药理学评价是在化学药品有效剂量或高于有效剂量下，观察化学药品对主要生理系统的影响，包括神经系统、心血管系统、消化系统等。明确化学药品预期的用于临床预防、诊断和治疗目的以外的药理作用。通过一般药理学研究，可了解化学药品对机体重要生理功能的影响，同时可补充化学药品的新用途和作用机制以及毒理学信息。

2. 化学药品的主要药效学评价

化学药品的主要药效学研究是评价化学药品用于预防、诊断、治疗作用有关的主要药理作用，如喹诺酮类药物的抗菌作用，解热镇痛药物的降低体温及镇痛作用。在评价新药主要药效的过程中，可逐步了解化学药品的作用特点，优选出靶标明确、作用强而新颖的化合物。此外，化学药品作用机制的研究是新药研发中重要内容之一，也是药品注册不可缺少的项目，应尽可能同期完成。主要药效学研究应选用合适的动物模型，反映临床疾病的病理、生理过程，评

笔记

价化学药品的作用强度及特点。

二、中药及中药活性成分的药理学评价

中药是在中医理论指导下，用于预防、治疗、诊断疾病或具有康复与保健作用的物质。中药主要包括植物药、动物药、矿物药等。

1.中药新药的一般药理学研究

中药新药一般药理研究是指新药主要药效作用以外的广泛药理作用研究。常用实验动物为小鼠、大鼠、狗等。观察指标包括：动物一般行为、步态、姿势；有无流涎、肌肉震颤、瞳孔变化；血压、心率，心电图情况；呼吸频率、呼吸深度等。

2.中药新药主要药效学研究

中药新药的药效学研究应遵循中医药理论，运用现代科学方法，制定具有中医药特点的实验研究计划。根据新药功用主治，选用或建立与中医“证”或“症”相符或相似的动物模型，对新药的有效性做出科学评价。对经典处方，可以整方进行相关适应证的药效学实验；对于由中药组成的新复方，除以整方进行相关适应证的药效学实验，还应对新药进行拆方研究。对由草药或其他天然药物为主的单方或复方，应做系统的药效学实验。中药新药药理学实验设计应考虑中医药特点，根据新药的主治（症或证），参考其功能，选择两种或多种实验方法，进行主要药效学研究。同样的“症”，其辨证分型可能有所不同；或同样的“证”，涉及的症状亦可不同。主要药效学实验可根据具体情况合理选择。

三、药物代谢动力学评价

药物代谢动力学是研究机体处置药物的过程，重点研究药物的吸收、分布、代谢、排泄4个主要环节。临床前药动学研究是揭示新药在动物体内的动态变化，阐明药物在动物体内吸收、分布、代谢和排泄的过程和特点，为临床试验提供必要的药动学参数。临床前药动学研究在新药研发和评价过程中起桥梁作用，也为药效学和毒理学评价提供药物或活性代谢产物的实验数据，是阐明所研发药物的药效或毒性的基础，为明确药效或毒性靶器官提供依据，也是药物制剂学研究的主要依据和工具，为设计和优化临床研究给药方案提供相关依据。临床前药动学研究需要实验目的明确、分析方法可靠、实验设计合理（包括药品、动物的选择、实验方案、给药途径和给药剂量等）。

第二节
新药的药效学评价

一、实验设计

1.研究目的及意义

药效学研究是对新药药理作用的确认过程。对于化学药品与生物制品，应研究与它们治疗作用或预防作用密切相关的药理作用；对于新中成药，应研究其功能主治较为密切相关的药理作用。在评价药物作用过程中，通过与已知药物比较，可了解所研发药物的作用特点，优选出靶标明确、作用强的物质。此外，新药作用机制的研究也应在同期完成。药效学是新药研发中的重要内容之一，也是药品注册不可缺少的项目。

2.研究方法

新药的主要药效学应用体内和体外两种以上的实验方法证明，所选择的动物模型必须能反映药物作用的本质及与治疗指征的相关性。

选用合适的动物模型是客观评价新药药理作用的关键。病理模型应能反映临床疾病的病理过程或生理过程，如移植性肿瘤动物模型（如 Lewis 肺癌），大鼠高血压模型（如自发性高血压动物模型、肾动脉结扎高血压动物模型等），化学性肝损伤模型（如四氯化碳、半乳糖胺等），药物性肝损伤模型（如对乙酰氨基酚），免疫性肝损伤模型，动脉粥样硬化模型，胃溃疡模型（如水浸应激型、乙酸烧灼型、幽门结扎型等），糖尿病模型等。另外，有某些疾病和症状不能用动物模拟和体现，难以建立相应模型，如精神病、系统性红斑狼疮和神经官能综合征等，在研究过程中只能尽量模拟人的发病机制，采用相近的模型和方法进行研究。新药研发应尽量选择国内外公认的疾病模型，客观地评价新药的作用强度、特点和开发价值。

随着人们对疾病发生和药物作用新靶标的认识，近年来，较多的体外药理模型被用于药效学评价，如离体组织及器官（如离体心脏）、肿瘤细胞株、

笔记

受体结合能力、酶抑制剂以及基因和转基因细胞等。上述离体模型可从器官、组织、细胞、受体、酶、离子通道、基因水平反映药物的作用靶标和机制，具有微量、简便、快捷、高效、靶标明确等特点。但是，也应考虑药物在整体动物模型作用过程复杂，尤其是多靶标、多环节的调控，并且药物在体内生物转化过程也直接影响其药效。因此，应对体外模型和体内模型的相关性做出客观评价。一般认为，体内外模型相关程度依下列顺序而增加：分子模型、细胞模型、器官模型、整体动物模型。所以，运用体内外多个模型对新药进行研究，方能全面、客观反映药物的作用及特点，提高新药研发的效率和成功率。

二、实验动物

实验动物的选择及实验动物的质量控制是药效学研究的重要基础。合格的实验动物应是品系明确、营养状态良好、健康无疾病、对药效学研究反应敏感的动物。实践证明，动物的种类、品系、年龄、性别、遗传状态、饲养条件等因素直接影响药效评价的结果。

新药研究多选用成年动物，但也可根据研究需要选用不同年龄的动物。如研究抗衰老药物时需选用老年动物，观察内分泌或生长发育药物时则多选用幼年动物。某些药效学研究需选择在一定药理反应指标范围内的动物，以避免因个体差异而影响疗效评价，如小鼠学习记忆、镇痛、爬竿等实验，在进行正式实验前都需要进行动物预筛。绝大多数药效学实验选用雄性动物，因为雌性动物的性周期可能对实验指标产生影响。但是，内分泌系统药物及生殖系统药物的研究有可能需要选择雌性动物。另外，热板法评价镇痛药物时，因雄性动物的阴囊对热敏感，因此应选用雌性动物。还有一些特殊的药效学研究，选用遗传、免疫缺陷、转基因或基因敲除动物。如抗肿瘤药物研究使用的裸鼠、肝炎病毒转基因小鼠、细胞色素 P450 基因敲除小鼠等。

三、动物模型

药物作用强度的评价与所选模型的病理损伤程度密切相关。损伤程度过大，即使有效的药物也难以体现药效，导致新药苗头化合物流失。相反，损伤程度过轻，则会降低新药药效评价的“门槛”，造成误导和浪费。因此，控制疾病模型制备的实验条件，选择合适的疾病模型对于新药药效学评价至关重要。例如，心肌缺血或脑出血模型可按照如下步骤进行。

1.小鼠心肌缺血模型

昆明种小鼠，雄性，体重 20～24 g，动物随机分为 2 组，对照组和心肌缺血模型组，实验开始第 1 天小鼠皮下注射异丙肾上腺素（50 mg/kg，1 次/天），连续 3 天，对照组皮下注射同体积生理盐水。第 3 天末次注射异丙肾上腺素 1 h 后麻醉小鼠，眼眶后静脉丛取血，室温静置 40 min 后于 3500 r/min 条件下离心 30 min，分离血清检测 cTNI、CK-MB，取小鼠心脏，4%甲醛固定，HE 染色观察心肌病理损伤。

2. 小鼠脑出血模型

雄性 CD-1 小鼠，腹腔注射氯胺酮（90 mg/kg）麻醉。待小鼠眨眼反射消失，剪去其头部的毛发，在小鼠头部中间开口，长约 1 cm，将小鼠固定在脑立体定位仪。小鼠眼擦拭红霉素眼膏，暴露前囟及人字缝间。于前囟后 0.2 mm，右 2.2 mm，用牙科钻钻开一个直径约 1 mm 小孔。微量注射器向下进针 3.5 mm，以 0.5 μL/min 速率向基底核注射 0.5 μL 浓度为 0.15 U/μL Ⅶ型胶原酶，注射完毕后留针 5 min。然后缓慢退针，时间为 5 min，骨蜡封闭小鼠头部创口，缝合皮肤，碘伏擦拭伤口，皮下注射 4 mL 生理盐水，将小鼠置于恒温加热垫，以保证其体温，待其苏醒后放回观察室，自由进食进水。假手术组在小鼠基底核注射 0.5 μL PBS。

四、新药剂量设计及给药途径

1. 观察指标

药效学检测指标应能反映主要药效作用的药理本质，应选用客观、灵敏、定量或半定量测定方法。如降血糖实验的血糖值，调节血脂实验的甘油三酯、总胆固醇等，抗菌实验的最小抑菌浓度和最小杀菌浓度，心肌缺血及心肌梗死实验的肌钙蛋白及心肌酶等。药效学指标尽量选择可通过仪器测定而获得结果的，可用光密度、含量、放射性等表示。药效学指导原则要求尽量将主观判断的指标转变成定量或半定量指标。此外，在观察药物所影响的主要指标时，也应观察其他相关的药理指标，以便全面了解药物的作用强度和特点，如抗 HIV 药物，在研究其抗病毒作用的同时，也应观察药物对免疫功能的影响。

2. 剂量选择

药效学研究的剂量选择应能反映量效关系，需从无效剂量开始，直到药物的最大效应剂量。体外试验要求测出药物的 EC_{50}。体内试验应不少于 3 个剂量，量效关系不明确的药物需说明原因。实验过程中不能因为追求最佳疗效而随意提高剂量，因为大剂量药物虽然能够表现较好的药理作用，但可能出现不良反应甚至毒性反应；另外，剂量设置还应考虑临床用药时病人对剂量的承受程度，高效、低毒的剂量范围是药物临床应用安全有效的保证。

笔记

3. 给药途径

研究过程中应选择合适的给药途径，应考虑药物的理化性质、体内转化过程以及临床应用的需要等因素，尽量采用拟推荐临床应用的给药途径，如拟推荐临床应用的给药途径在动物模型无法实施而改用其他给药途径，应充分说明。

第三节

创新药物临床前药理学评价案例

抗抑郁药若欣林（toludesvenlafaxine hydrochloride，盐酸托鲁地文拉法辛）于 2022 年 11 月份在中国上市，作为国产 1.1 类新药，其研发历程值得参考。

目前，社会压力大，生活节奏快，抑郁症患者增多，据统计，全球有超过 3 亿人饱受抑郁症折磨，而我国约有 9500 万抑郁症患者。经过规范治疗后有 20%～35%的患者仍存留部分抑郁症状，社会功能或职业能力深受影响。因此，如何使这些数量庞大的患者回归家庭、回归社会，成为一个紧迫的问题。

在该背景下，首个 5-HT/NE/DA 三重再摄取抑制剂（SNDRI）盐酸托鲁地文拉法辛于 2022 年在中国重磅上市，该产品由山东绿叶制药有限公司研制，商品名为若欣林，用于抑郁症治疗。若欣林可全面改善抑郁症状，尤其可以缓解焦虑症状，改善认知功能，具有三重再摄取抑制剂特征。同时对体重、脂代谢、性功能无明显影响，安全优势明显。

【原因分析，概念验证】

抑郁症发病机制复杂，研发失败率高居不下。目前，临床广泛应用的选择性 5-羟色胺再摄取抑制剂（SSRI）和选择性 5-羟色胺和去甲肾上腺素再摄取抑制剂（SNRI）类抗抑郁药物虽然在保持良好治疗效果的同时也降低了不良反应，但临床实际应用中仍然存在起效慢，不能有效治疗抑郁患者的快感缺失，不能改善奖励、激励驱动和目标导向行为，而且存在降低患者性功能等缺陷，无法满足临床更高的需求。

中枢神经系统疾病的复杂性往往需要多靶点干预治疗，鉴于 5-HT、NE 和 DA 的相互调节效应，在特定的摄取抑制强度比例范围下，能够实现有效性互补、不良反应抵消。例如，抑制 5-HT 再摄取所致的镇静、嗜睡可被抑制 NE 和 DA 再摄取所逆转，抑制 5-HT 再摄取所致的性功能障碍可以被抑制 DA 再摄取所逆转。因此，在现有选择性 5-HT 和 NE 双重再摄取抑制的基础上增加对 DA 适度的再摄取抑制将明显提高 SNRI 和 SSRI 药物的治疗效果，并可能具有

笔记

改善快感缺失、改善性功能障碍的潜能。临床前和临床研究资料显示，选择性5-HT/NE/DA三重再摄取抑制剂（SNDRI）较传统抗抑郁药更有效、患者耐受性更好。SNDRI的临床潜力令人向往，此前多家国际药企曾竞相研制，并有多个分子进入临床Ⅱ期阶段，但却无一成功上市。

山东绿叶研发团队针对进入临床Ⅱ期阶段的多个分子失败原因进行分析，发现由于SNDRI发挥抑郁治疗作用和改善传统抗抑郁药治疗缺陷的差异形成机制与不同强度比例抑制5-HT/NE/DA再摄取之间的关系不清楚，因此无法预测临床疗效，不合理的再摄取抑制强度比例带来不确定的疗效和安全性，导致国际上在研SNDRI广泛的失败。因此，如何通过调节三个递质的摄取抑制强度比例，平衡有效性和安全性是关键。

基于此，山东绿叶研发团队在2010年前后提出不同强度比例抑制5-HT/NE/DA再摄取用于抑郁治疗的理念（国家自然科学基金：不均衡抑制5-HT/NE/DA再摄取的强度比例对抑郁治疗和改善传统抗抑郁药治疗缺陷的差异形成及机制，81473188），并于同时期进一步提出并在临床前验证了SNDRI的治疗学理念（Tian J, et al. *Neuroscience*. 2011；196：124-130.）。该治疗学理念在2017年的Ⅱ期临床试验中获得成功（Mi W，et al. Int *J Neuropsychopharmacol*. 2022；25（3）：252-260）。概念验证（proof of concept）的成功给了研发团队极大的信心，支持SNDRI顺利开展Ⅲ期临床试验并获得最终成功。

若欣林的发现是采用正交实验设计并考虑交互作用，从信号通路入手，选择8个具有不同再摄取抑制强度比例特征的化合物，研究不同强度比例抑制5-HT/NE/DA再摄取对抑郁治疗和相关信号通路的调节作用，明确不同强度比例抑制5-HT/NE/DA再摄取对于发挥抑郁治疗作用和改善传统抗抑郁药治疗缺陷的差异形成及机制，并构建用于抑郁治疗的SNDRI对于5-HT/NE/DA再摄取抑制的合理比例范围。

国内外权威指南均强调，抑郁症的治疗目标是"解除症状、预防复发、消除功能障碍，改善患者生活质量"。目前SSRI和SNRI的临床治愈率均不能令人满意，对8项随机、双盲、对照研究的数据进行的荟萃分析显示：经过8周治疗后SNRI组（文拉法辛）的临床治愈率为45%，SSRI组（包括氟西汀、帕罗西汀、氟伏沙明）的临床治愈率为35%，安慰剂组为25%；同时起效缓慢，不能有效改善患者快感缺乏、激励驱动和目标导向行为，改善认知缓慢且效果有限、易复发，以及长期用药带来的性功能障碍、体重增加等副作用，均不能满足患者回归正常生活，全面恢复社会功能的治疗需求。

若欣林Ⅲ期临床研究结果于2022年美国心理协会年会（APA）发布。若欣林展现的临床药效学特征，不仅抗抑郁疗效显著且稳健，80 mg和160 mg剂量组MADRS有效率分别达到79.9%和73.9%，MADRS临床治愈率分别为51.6%和52.2%，同时对MADRS快感缺失因子分、阻滞因子分、HAM-D17

疲劳和认知障碍因子分、SHEEHAN 残疾量表（SDS）总分、汉密尔顿焦虑量表（HAM-A）总分、精神性焦虑因子及躯体性焦虑因子评分以及 HAM-D17 焦虑/躯体化因子评分的改善也显著优于安慰剂组，有助于患者全面缓解抑郁症的多维度症状，尤其能满足患者对于改善焦虑、快感缺失、疲劳、认知症状等治疗需求；安全性和耐受性良好，不引发嗜睡，不影响性功能、体重和脂代谢。若欣林的上市有望改善当前抑郁症的治疗现状，为患者重新回归并融入社会提供有力支持。

笔记

附 录

笔记

附表1 常用实验动物的主要生理生化常数表

	物种	猴	犬	猫	家兔	豚鼠	大鼠	小鼠
生理特征	寿命/年	10～30	10～15	8～10	5～8	5～8	3～4	2～3
	成年体重/kg	5～15	8～20	2～3	1.5～3.0	0.3～0.6	0.2～0.4	0.02～0.03
	体温/℃	28.7～37.9	37.5～39.5	38～39.5	38.5～39.5	37.8～39.5	38.5～39.5	37～39
	呼吸/(次/min)	45～50	10～30	20～30	50～80	100～150	100～150	130～220
	心跳/(次/min)	140～240	80～120	120～140	120～150	230～350	200～360	500～780
	颈动脉血压/kPa	16～23	16～19	16～20	13～17	10～16	13～16	13～17
	一日尿量/L	—	0.5～1.5	0.1～0.2	0.04～0.1	—	—	—
血液学指标	全血量/[mL/100g(体重)]	—	9	9	7.2	5.8	6.3	7.8
	血红蛋白/(g/L)	126	117～183	70～130	110～125	110～170	100～170	90～148
	红细胞/(10^{12}/L)	5	5.8～7.3	7～10	5.3～6.8	5.2～6.0	5～9	7.5～9
	白细胞/(10^{9}/L)	15	11.3～18.3	9～15	7～14	6～15	6～15	10～15
	淋巴细胞/%	64	17～32	25～31	10～76	65	65	67
	单核白细胞/%	1	4.5～10	0.5～4	0～3	1	1	1.5
	嗜中性白细胞/%	30.9	45～75	30～85	10～85	32	32	29
	嗜酸性粒细胞/%	4	2.5～9.5	1～10	0～3.5	1.5	1.5	1
	嗜碱性粒细胞/%	0.1	0～2	0～2	0～11	0.5	0.5	0.5
	血小板/(10^{9}/L)	—	126～311	400	260～300	100～300	100～300	157～260
	凝血时间	—	6.5～9 s	3 min	1 min	3 min	3 min	2 min
	非蛋白质氮/(mmol/L)	—	32～44	26～51	28～51	31～38	31～38	52～117

笔记

附表 2 常用抗凝剂浓度及用法表

抗凝剂	体内抗凝剂量或浓度				体外抗凝用量	备注
	犬	家兔	猫	鼠		
草酸钾	—	—	—	—	1～2 mg/mL 血	镁离子有中枢抑制作用
硫酸钠或硫酸镁	2.5%	20%	20%	20%	—	常用 2%～10%溶液
肝素	5～10 mg/kg	10 mg/kg	10 mg/kg	2.5～3 mg/250 g	0.1～0.2 mg/mL 血	1 mg=100 单位
枸橼酸钠	5%	6%	7%	6%	3～6 mg/mL 血	碱性强，影响心脏
枸橼酸钠 硫酸钠	3% 15%				—	用于较小动物
枸橼酸钠 枸橼酸 葡萄糖	5.6% 0.5% 2.9%				—	简称 ACD 抗凝剂，广泛用于各类动物血压计抗凝

注：1. 试管抗凝：常用 10% 草酸钾或 1% 肝素 0.1～0.2 mL，置于试管内转动，使溶液浸湿试管的内壁，置烘箱 60 ℃ 烤干，每管能使 10 mL 血液不凝，但草酸钾不宜过多，否则可引起溶血。

2. 体内抗凝：肝素效果最好，但价钱较贵。硫酸钠或硫酸镁等中性盐抗凝效果不及枸橼酸钠，但枸橼酸钠碱性强，影响心脏，尤其当浓度超过 5% 时，对兔、猫、鼠进行直接套管测压，发现血压下降。因此，除了以枸橼酸钠和硫酸钠各半量使用外，可用枸橼酸调节 pH 接近至 7 使用。

笔记

附表3 常用非挥发性麻醉药的用法及剂量表

麻醉药名	动物	给药途径	给药剂量/(mg/kg)	常配浓度/%	给药量/(mL/kg)	维持时间
戊巴比妥钠	犬、猫、鼠	静脉、腹腔 皮下	30 40～50	3 3	1.0 1.4～1.7	2～4 h，中途补充5 mg/kg可持续1 h以上，麻醉作用强，易抑制呼吸
	豚鼠	腹腔	40～50	3	2.0～2.5	
	大、小鼠	腹腔	45	2	2.5	
	鸟类	肌内	50～100	2	2.5～5.0	
氨基甲酸乙酯	犬、猫、兔	腹腔、静脉 直肠	750～1000 1500	30 30	2.5～3.3 5.0	2～4 h，应用安全，毒性小，更适用于小动物麻醉
	豚鼠、大、小鼠	肌内	1350	20	7	
	鸟类	肌内	1250	20	6.3	
	蛙类	皮下、淋巴	2000 100～600 mg/只	20	1～3 mL/只	
硫喷妥钠	犬、猫、兔	静脉 腹腔	25～50	2	1.3～2.5	15～30 min麻醉作用最强，注射宜慢，维持注射剂量视情况而定
异戊巴比妥钠	犬、猫、兔	静脉 肌内、腹腔 皮下	40～50 80～100 100	5 10 10	0.8～10 0.8～10 10～15	4～8 h
	鼠类	腹腔	250	10	10	
	兔	灌胃 直肠 静脉	500 1000 50～75	10 5 5	5.0 20.0 10～15	

笔记

续表

麻醉药名	动物	给药途径	给药剂量/(mg/kg)	常配浓度/%	给药量/(mL/kg)	维持时间
水合氯醛	犬、猫	灌胃 静脉 腹腔	250 80～100 100～150	10 10 10	2.5 0.8～10 10～15	1.5～3 h
	兔	灌胃 直肠 静脉	500 1000 50～75	10 5 5	5.0 20.0 10～15	
巴比妥钠	犬	静脉	225	20	1.12	4～6 h，麻醉诱导期较长，麻醉深度不易控制
	猫	腹腔 口服	200 400	5 10	4.0 4.0	
	兔	腹腔	200	5	4	
	鸟类	腹部肌肉	182	3	6.1	
	鼠	皮下	200	2	10	
苯巴比妥钠	犬、猫	腹腔、静脉	80～100	3.5	2.2～3.3	4～6 h，麻醉诱导期较长，麻醉深度不易控制
	兔	腹腔	150～200	3.5	4.3～6.0	
	鸟类	肌内	300	5	6	
氯醛糖	兔以下小动物	静脉 腹腔	50 50	2 2	2.5 2.5	抑制呼吸及血管中枢作用小，麻醉3～4 h，诱导期作用不明显
三溴乙醇（阿佛丁）	犬	直肠 静脉	400 90～180	10 3	4.0 3～6	作为基础麻醉使动物深睡

笔记

附表4 常用溶液的成分和配制

成分及储备液（浓度）	每1000 mL用需量					
	生理盐水	任氏液	任洛氏液	台氏液	克氏液	戴雅隆氏液
NaCl	9 g	6.5 g	9 g	8 g	5.9 g	9 g
KCl(10%)	—	1.4 mL (0.14 g)	4.2 mL (0.42 g)	2.0 mL (0.2 g)	3.5 mL (0.35 g)	4.2 mL (0.42 g)
$MgSO_4 \cdot 7H_2O$ (10%)	—	—	—	2.6 mL (0.26 g)	2.9 mL (0.29 g)	—
$NaH_2PO_4 \cdot 2H_2O$ (5%)	—	0.13 mL (0.0065 g)	—	1.3 mL (0.065 g)	—	—
KH_2PO_4(10%)	—	—	—	—	1.6 mL (0.16 g)	—
$NaHCO_3$	—	0.2 g	0.5 g	1 g	2.1 g	0.5 g
$CaCl_2$(1 mol/L)	—	1.03 mL (0.12 g)	2.16 mL (0.24 g)	1.8 mL (0.20 g)	2.52 mL (0.28 g)	0.54 mL (0.06 g)
葡萄糖	—	—	1 g	1 g	2 g	0.5 g
通气	—	空气	氧气	氧气或空气	O_2+5% CO_2	O_2+5% CO_2
用途	哺乳类，小量静脉注射	用于蛙类器官(蛙心)	用于哺乳类心脏	用于哺乳类肠肌等	用于哺乳类及鸟类的各种组织	用于大鼠子宫低钙可抑制自发收缩

注：1.各生理溶液的成分、含量和用途，主张不一，但均大同小异。

2.配制含氯化钙的溶液时，必须将氯化钙单独溶解，充分稀释，然后才能与其他成分配成的溶液相混合，否则可能导致碳酸钙或磷酸钙沉淀析出。

3.葡萄糖应临用前加入，以免滋生细菌。

笔记

附表 5　人与动物间按体表面积折算的等效剂量比率表

种类	小鼠 20 g	大鼠 200 g	豚鼠 400 g	兔 1.5 kg	猫 2.0 kg	猴 4.0 kg	犬 12.0 kg	人 70.0 kg
小鼠 20 g	1.0	7.0	12.25	27.8	29.7	64.1	124.2	387.9
大鼠 200 g	0.14	1.0	1.74	3.9	4.2	9.2	17.8	56.0
豚鼠 400 g	0.08	0.57	1.0	2.25	2.4	5.2	10.2	31.5
兔 1.5 kg	0.04	0.25	0.44	1.0	1.08	2.4	4.5	14.8
猫 2.0 kg	0.03	0.23	0.41	0.92	1.0	2.2	4.1	13.0
猴 4.0 kg	0.016	0.11	0.19	0.42	0.45	1.0	1.9	6.1
犬 12.0 kg	0.008	0.06	0.10	0.22	0.23	0.52	1.0	3.1
人 70.0 kg	0.0026	0.018	0.031	0.07	0.078	0.16	0.32	1.0

笔记

附表 6 缩略词表

缩写	中文全称
ACh	乙酰胆碱
AChE	乙酰胆碱酯酶
ED_{50}	半数有效量
GABA	γ-氨基丁酸
HRP	辣根过氧化物酶
i. g.	灌胃
i. m.	肌内注射
i. p.	腹腔注射
i. v.	静脉注射
LD_{50}	半数致死量
NA	去甲肾上腺素
A	吸光度
pD_2	受体亲和力指数
REMS	快速眼动睡眠
$t_{1/2}$	半衰期
TMB	四甲基联苯胺
TNF-α	人肿瘤坏死因子 α

参考书目

[1] 沃格尔 H G，杜冠华. 药理学实验指南-新药发现和药理学评价. 北京：科学出版社，2001.
[2] 徐叔云. 药理实验方法学. 3版. 北京：人民卫生出版社，2002.
[3] 孙敬方. 药物实验方法学. 北京：人民卫生出版社，2002.
[4] 魏伟，吴希芙，李元建. 药理实验方法学. 4版. 北京：人民卫生出版社，2008.
[5] 张均田，杜冠华. 现代药理实验方法. 2版. 北京：中国协和医科大学出版社，2012.
[6] 周玖瑶，曾南. 药理学实验. 2版. 北京：中国医药科技出版社，2019.
[7] 辛勤，王传功. 药理学实验教程. 2版. 北京：人民卫生出版社，2021.
[8] Vogel H G. Drug Discovery and Evaluation：Pharmacological Assays. 3rd ed. Springer，2008.
[9] Laurence L B，Randa H D，Björn C K. Goodman and Gilman's The Pharmacological Basis of Therapeutics. 13th ed. McGraw-Hill Education，2017.